federleicht

Leonie

federleicht

Wenn Nichts
glücklich macht

WÖRTERSEH

2. Auflage 2012

Bearbeitung und Lektorat: Andrea Leuthold, Zürich
Korrektorat: Claudia Bislin, Zürich
Umschlaggestaltung: Thomas Jarzina, Holzkirchen
Foto Umschlag vorne: Philip Dolder
Foto Umschlag hinten: Privatarchiv (Leonie, 2010)
Layout, Satz und herstellerische Betreuung:
Rolf Schöner, Buchherstellung, Aarau
Druck und Bindung: CPI – Ebner & Spiegel, Ulm

Print ISBN 978-3-03763-025-9
E-Book ISBN 978-3-03763-532-2

www.woerterseh.ch

MIX
Papier aus verantwortungsvollen Quellen
FSC® C006701
FSC
www.fsc.org

Gewidmet Mama, Papa, Manon, Coco –
und dem lieben Gott. Ich liebe euch.

Die Zeit ist unmessbar, sie kann schnell wie ein Fluss vorbeiströmen. Sie kann leicht und langsam wie ein schwebendes Blatt dahingleiten. Sie sollte wie Eisblumen an einer Fensterscheibe betrachtet werden. Wertvoll und wunderbar. Und vergänglich. Man hat unendlich viel davon und darf sie doch nicht verschwenden. Vergisst man sie, ist sie schnell verloren. Man soll sie lieben und pflegen, schützen und schätzen, denn Zeit ist Leben. Und das Leben braucht Zeit.

Leonie

Inhalt

Vorwort

Federleicht – Leonie. »Ich fürchtete mich vor dem Essen mehr als vor dem Tod.« Leonie erzählt uns ihre Geschichte, und wir sind tief betroffen und fassungslos. Wir versuchen zu verstehen, es gelingt uns nur ansatzweise. Leonie schreibt, sie hätte sich selbst oft auch nicht verstanden.

Fachleute und Laien rätseln seit Jahrzehnten über die Gründe der Magersucht. Als sicher gilt, sie ist keine Mode-Erscheinung und auch kein reiner Willensakt. Die spindeldürren Models auf den Laufstegen in Mailand und Paris haben nicht den Einfluss, der ihnen zugeschrieben wird. Wenn dem so wäre, müsste es Legionen von magersüchtigen Mädchen geben. Als ein, wenn auch nicht alleiniger, Auslöser wird ein instabiler Gewichtsregulator im Gehirn vermutet. Als Folge davon kommt es zu einem gestörten Appetit- und Sättigungsgefühl, Veränderungen im Stoffwechsel und einer verzerrten Körperwahrnehmung. Mädchen mit einer Disposition zur Magersucht sind zudem auf Stress besonders anfällig – und davon haben sie reichlich. »Ich hatte keine Freunde, keine Leidenschaft, keine Ausbildung, keine Glücksgefühle, keine Perspektiven, bloß einen Platz im Spital, den ich mit meiner Anorexie teilte.« Leonie stellen sich drei Herausforderungen, die – wie sie richtig schreibt – nur sie selbst meistern kann. Geborgenheit außerhalb der Familie finden, in einer vertrauensvollen Beziehung, sich unter Gleichaltrigen wohlfühlen und angenommen werden sowie sich selber klar werden, was aus ihr einst werden soll. Die größte Unterstützung, die Leonie bekam, um diese Herausforderungen zu bestehen, war die Zuwendung, die sie von Mutter und Vater, ihrer Schwester und ihrem besten Freund – dem kleinen Hündchen Coco – erhalten hat.

Bleischwer – die Eltern. »Ich fühlte mich so traurig und verlassen. Von wem verlassen, wusste ich aber nicht.« Eltern einer magersüchtigen Tochter zu sein, löst extreme Scham- und Schuldgefühle aus. Verzweifelt versuchen sie zu verstehen, was falsch gelaufen ist, was sie hätten besser machen können. Sie fühlen sich schuldig, auch wenn sie sich nicht eigentlich erklären können, was sie denn falsch gemacht haben.

Doch das ist längst nicht alles. Die Tochter verweigert sich den Eltern nicht nur, sie belügt sie auch. Die Eltern erleiden einen tief greifenden Kontroll- und Vertrauensverlust. Ihre Hilflosigkeit ist so groß, dass ihre Bemühungen immer wieder in Wut und Aggression umschlagen, was Leonie wiederum als Ablehnung erlebt. Leonies Nahrungsverweigerung löst bei den Eltern übermächtige Ängste aus. Alle Eltern haben einen angeborenen Drang, dafür zu sorgen, dass ihr Kind isst. Hinter jeder nicht gegessenen Suppe, jeder abgelehnten Mahlzeit und jeder Abmagerungskur lauert das Schreckgespenst Magersucht und selbst der Tod.

Was können Eltern tun? Drei Einsichten sind hilfreich. Erstens, Magersucht ist keine Grippe. Sie dauert nicht nur Wochen oder Monate, sondern zumeist Jahre. Die Eltern sollten sich nicht vertrösten und auf Zeit spielen, sondern die Essstörung ernst nehmen und handeln. Zweitens, Eltern helfen ihrer magersüchtigen Tochter nicht, wenn sie ihr Essverhalten und ihr Körpergewicht zu korrigieren versuchen. Je mehr sie die Tochter zum Essen zwingen, desto mehr entzieht sich das Mädchen der elterlichen Kontrolle und flüchtet sich in seine Einsamkeit. Drittens: Es geht nicht ohne Hilfe. Die Eltern müssen frühzeitig Hilfe bei Fachleuten holen. Für ihr Kind, aber auch für sich selbst. Ihre wichtigste Aufgabe ist es, ihrem Kind Geborgenheit und Zuwendung zu geben, dies bedeutet insbesondere: sich Zeit zu nehmen, da zu sein.

Leonies Buch ist ein sehr ehrliches Buch. Es verspricht dem Leser und der Leserin keine rationale Erklärung für die Magersucht. Aber Leonie lässt uns nachempfinden, was junge magersüchtige Menschen und ihre Familien durchmachen müssen, und das ist nicht nur hilfreich, sondern auch klärend. Ein aufklärendes Buch von einer mutigen jungen Frau.

Remo H. Largo
August 2012

Remo H. Largo, Professor für Kinderheilkunde, leitete von 1974 bis 2005 die Abteilung «Wachstum und Entwicklung» an der Universitäts-Kinderklinik Zürich. Er publizierte zahlreiche wissenschaftliche Arbeiten sowie populärwissenschaftliche Fachbücher wie »Babyjahre«, »Kinderjahre« und »Jugendjahre«.

All eure Stunden sind Flügel,
die durch den Raum schweben – von Ich zu Ich.
Khalil Gibran

Einst

Es ist 4 Uhr 15 in der Früh, zusammengekauert liege ich wach in einem großen Spitalbett. Den Blick über den Zürichsee gerichtet, sehe ich dem friedlichen Spiel der Lichter auf der anderen Seeseite zu. In der tiefen Dunkelheit funkeln sie wie Sterne am Himmel. Einmal mehr bin ich von den Schmerzen aufgewacht. Die Druckstellen an den Hüften und am Rücken rauben mir Nacht für Nacht den Schlaf. Mein Traum? – Mich aufzulösen wie der Herbstnebel im Morgengrauen. Tränen rinnen mir über die Wangen. So kann es nicht mehr weitergehen. Soll das wirklich mein Leben sein?

Ich möchte helfen, wenn nicht mir selbst, dann zumindest anderen. In Gedanken versunken, beginne ich zu schreiben …

Hallo,
ich bin Leonie, ich bin siebzehn Jahre alt und ich kämpfe. Für meine Gesundheit, meine Familie und um mein Leben …

Hallo,
ich bin Leonie, siebzehn Jahre alt und magersüchtig…

Ich habe vor einigen Jahren den falschen Weg eingeschlagen. Eigentlich bewusst, auch wenn es schleichend geschah. Dass er mich in ein riesiges Chaos führen würde, hatte ich damals nicht geahnt. Noch weniger, welches Leid er für meine Mitmenschen bedeuten würde.

Von diesem falschen Weg musste ich letztlich allein zurück auf den richtigen finden, wenn es auch sehr viel Unterstützung von außen brauchte. Dabei geholfen hat mir auch dieses Buch. Es zu schreiben, gab mir einen Sinn weiterzuleben. Ich wollte dazu beitragen, dass Familien, Angehörige und Freunde von Menschen mit Essstörungen die Krankheit des Hungerns wenigstens etwas verstehen können.

Wenn mir das gelingt, würde mich das glücklich machen.

Sucht ist ein Zeichen von Suche.
Sich selbst suchen, den Inhalt, den Weg des Lebens.
Die Suche nach Glück, Liebe und Zufriedenheit.
Leonie

Kindheit

Geboren bin ich am 23. März 1992 in Zürich. Das schönste Geschenk meines Lebens wurde mir gleich am ersten Tag gemacht. Ich erblickte das Licht der Welt nicht allein, sondern zusammen mit meiner eineiigen Zwillingsschwester Manon, die eine Minute nach mir geboren wurde. Sie war, ist und wird es bestimmt immer bleiben – meine Rose unter den Blumen. Mit unseren Eltern Flavia und Frank wuchsen wir die ersten drei Jahre in einer Zürcher Stadtwohnung auf. Später zogen wir in eine kleinere Gemeinde um, gleich neben der Stadt. Meine Mutter arbeitete als Moderatorin einer Kochsendung. Schon damals überzeugte sie mit ihrem Sinn für Humor. Dass sie nicht wirklich kochen konnte, fiel bei ihrer charmanten Art und neben den Kochprofis nie besonders auf. Heute arbeitet sie als Gesellschaftsjournalistin bei einer Zeitung. Sie gehört zu jenen Menschen, die alle zum Lachen bringen können und auf die immer Verlass ist. Eine richtige Powerfrau. Wie die meisten Kinder sage auch ich mit voller Überzeugung, dass ich die beste Mutter der Welt habe. Unsere Beziehung war schon immer harmonisch und innig. Mama gab meiner Schwester und mir immer viel Liebe, viel Wärme und einen Grund, zufrieden zu sein. Mein Vater arbeitete damals schon in der Werbebranche und hat sich im Laufe der Zeit nach ganz oben gearbeitet. Er zeigte uns die Welt der klassischen Musik, er selber ist seit Kindheit ein talentierter Pianist und Komponist. Mein Vater ist ein großartiger Mensch mit einem großen Herzen.

Rückblickend sehe ich eine harmonische und liebevolle Familie. Unsere Großmutter mütterlicherseits, Esther, kam damals regelmäßig zu uns, um auf Manon und mich aufzupassen. Sie hatte starken Einfluss auf uns und wird uns wohl immer als gute Seele in Erinnerung bleiben. Meine Familie und ich wurden früh vom Schicksal geprägt: Ich weinte als Kleinkind viel, weil ich mit starken Schmerzen verbundene Koliken hatte. Als ich drei war, entdeckten die Ärzte endlich die Ursache dafür: Ich hatte Nierensteine. Ja, das ist ungewöhnlich bei einem so kleinen Mädchen, weshalb gerade ich daran erkrankte, weiß ich bis heute nicht. Drei Operationen waren nötig, bis ich beschwerdefrei war, und so lernte ich schon früh meinen Überlebenswillen und meinen Schutzengel kennen, hatte danach aber für die nächsten Jahre Ruhe. Mit vierzehn brauchte es dann noch einmal eine Operation, und auch jetzt habe ich wieder Nierensteine, aber sie verursachen keine Koliken, und ich kann gut mit ihnen leben.

In meinem sechsten Lebensjahr trennten sich meine Mutter und mein Vater. Mama, Manon und ich zogen in derselben Ortschaft in eine kleinere Wohnung, wo wir heute noch leben. An die Trennung meiner Eltern kann ich mich nicht mehr besonders gut erinnern. Es ist zu viel Zeit vergangen, doch ich weiß, dass Manon und ich in dieser Phase viel zu kämpfen hatten. Der plötzliche Abstand zwischen meinem Vater und uns war fremd. Unsere Eltern hatten sich immer gut verstanden, doch die Trennung schuf eine Mauer zwischen meinem Vater und uns Mädchen. Er hatte in den folgenden Jahren neue Partnerschaften und wurde im Jahr 2002 wieder Vater. Der kleine Jan, mein Halbbruder, ist ein total süßer und kluger Junge, den wir tief in unsere Herzen geschlossen haben. Auch Mama hatte wieder Partner – meine Schwester und ich konnten uns aber mit keinem wirklich anfreunden.

1998 kamen Manon und ich gemeinsam in die erste Klasse. Während unserer ganzen Schulzeit wurden wir nie getrennt, was wir unendlich schätzten. Wir fanden immer Halt beieinander, entdeckten zusammen die Welt, lachten über dieselben Witze und gingen zeitgleich schlafen. Sie war für mich die Traumschwester. Doch in den ersten Schuljahren fand ich nicht denselben Kameradenanschluss wie sie. Sie wurde eines der begehrtesten Mädchen der Klasse, ich hingegen war stets unbeliebt. Man lachte mich wegen meiner Größe aus oder stieß mich zu Boden. Ich war klein und somit ein gutes Opfer. Dass Manon gleich klein war wie ich, war nicht von Bedeutung. In den ersten Schuljahren litt ich sehr unter diesem Mobbing der Mitschüler.

Als Manon und ich nach der fünften Klasse die Schule wechselten, hatte dann zum Glück auch ich einen sehr guten Draht zu den anderen und fand Freunde. Wir waren zwei fröhliche Mädchen, galten als die hübschen Zwillinge, waren aufgeweckt, hatten in der Schule durchschnittliche Noten und immer etwas zu lachen. Ich spielte Klavier, Manon ging in einen Chor, und sonst verbrachten wir wie seit je fast unsere gesamte Freizeit zusammen. Wir gingen miteinander zum Reiten, hatten dieselben Freunde, dieselben Gedanken. Zwei zufriedene junge Mädchen – die aber ohne einander kaum sein konnten.

Der verlorenste aller Tage ist der,
an dem man nicht gelacht hat.
Sébastien Chamfort

Essstörung

Heute werde ich häufig gefragt, wann ich zu essen aufgehört habe oder was meine Krankheit ausgelöst hat. Ich selber kenne die genauen Gründe für meine Magersucht noch immer nicht. Im Laufe der Zeit betrachtete ich gewisse Situationen oder vergangene Momente mit anderen Augen, doch einen klaren Auslöser fand ich nie. Auch kann ich nicht sagen, wann ich mich dagegen entschieden habe, zu essen und zu trinken. Die Krankheit schlich sich langsam in mein Leben und wuchs in und mit mir, bis sie zu einem Teil von mir wurde.

Es begann wohl im Jahr 2005. Ich war zwölf Jahre alt, fröhlich, lebhaft und – abgesehen von den Nierensteinen – so weit gesund. Ich glaube, ein im Großen und Ganzen noch immer sehr zufriedenes und offenes Mädchen gewesen zu sein. Als jedoch das Schuljahr zu Ende ging, veränderte sich einiges. Manons Durchschnittsnoten waren etwas besser als meine. Sie wurde in die Sekundarschule A eingestuft. Ich, mit dem schlechteren Zeugnis, sollte in die Sekundarschule B kommen. Die Vorstellung, nicht mehr mit Manon in dieselbe Klasse gehen zu können, war schlimm. Doch auch die noch ungewisse Zukunft machte mir Angst und schaffte Unsicherheit. Denn – wie würden meine beruflichen Chancen mit einem Sek-B-Abschluss aussehen?

Meine Eltern wollten uns zum Glück die Möglichkeit geben, eine gute Ausbildung zu machen, und schickten Manon und mich auf eine Privatschule in der Stadt Zürich. In dieser Schule gab es nur wenige Schüler, und ich war von Anfang an wieder mit Manon in derselben Klasse und bekam auch die Chance, innerhalb des Schuljahres in die Sekundarstufe A umgeteilt zu werden. Ich war glücklich, als ich dieses Ziel nach einem halben Jahr auch erreichte – trotzdem fühlte ich mich dort nicht so richtig wohl.

Langsam entwickelte ich mich vom kleinen Mädchen zu einem jungen »Fräulein«. Was mir an meinem Äußeren nicht gepasst hat, weiß ich nicht mehr genau. Ich betrachtete jedoch argwöhnisch jede Veränderung an meinem Körper und begann mich in meiner Haut immer unwohler zu fühlen. Klar, hatte auch ich das Idealbild einer bezaubernden Frau im Hinterkopf und wollte einen Körper haben, der dem der Cover-Models der »Vogue« nahekam. Somit kamen kleine, eigentlich harmlose und normale Komplexe auf. Die Oberschenkel, die Arme, das Gesicht – plötzlich hatte ich an meinem ganzen Körper etwas auszusetzen und versuchte, die kleinen Fehler zu korrigieren und zu verstecken.

Nach der ersten Sekundarklasse wechselten Manon und ich noch einmal die Schule. Es war wieder eine Privatschule in

Zürich, und diesmal fühlte ich mich gleich von Anfang an sehr wohl. Schnell wurden Manon und ich in der Klasse aufgenommen, und wir konnten uns auch wieder einen neuen Freundeskreis aufbauen.

Mit meinem Körper fühlte ich mich aber immer unzufriedener, und ich entschloss mich zu meiner ersten Abmagerungskur. Ich hatte gehört, der Körper verbrauche beim Verdauen der Ananasfrucht mehr Kalorien, als diese selbst hat, und so begann ich eine Ananas-Diät. Ich zog die Kur zwar noch nicht ganz so konsequent durch und erlaubte mir zwischendurch kleine Ausnahmen. Dennoch aß ich wochenlang nur Ananas und begann mich dann mehr und mehr auch mit anderen Diäten und Lebensmitteln auseinanderzusetzen. Es wurde mir schnell immer wichtiger, Gewicht zu verlieren, und ich probierte alles Mögliche aus, um dieses Ziel zu erreichen: jeden Abend hundert Rumpfbeugen, schwimmen und joggen gehen, Abführmittel trinken – und bald testete ich jede Diät.

Manon:
Ich schaue zurück, weit zurück, und sehe zwei strahlende Gesichter. Wir waren glücklich, denn wir hatten einander. Gemeinsam würden wir alles schaffen und so das Leben bestreiten. In der Schule saßen wir am selben Pult, teilten alle Geheimnisse, pflegten stets dieselben Freundschaften und hüpften Hand in Hand durch die Gegend. Aber sowieso teilten wir etwas Einzigartiges – die Verbindung zweier Zwillinge. Es gibt kein Wort, das dem Gefühl solch einer Beziehung gerecht werden könnte. Zwischen uns würde sich nichts stellen. Bis zu

einem gewissen Zeitpunkt war ich fest davon überzeugt. Nun, ich irrte mich. Mehr und mehr schottete sich Leonie von mir ab und verschwand in ihrer eigenen Welt, die selbst ich nicht verstehen konnte. Diätprozesse und Bulimie wurden plötzlich zum Thema. Zu fremd, zu beängstigend – ich schaute weg, und es folgte Anorexie.

Jede Verzweiflung hat einmal als Zweifel begonnen.
Andreas Tenzer

Isolation

Ich denke nicht, dass meine Freunde etwas von meinem Problem gewusst oder bemerkt haben. Nicht einmal meine Schwester und meine Mutter hatten etwas geahnt. Trotzdem gab es offenbar Anzeichen einer Essstörung. Ich aß zum Beispiel nie zu Mittag, und hin und wieder sprach man mich auch auf eine Essstörung an. Doch ich blockte die Gespräche mit einem verharmlosenden Lächeln ab. Ich selbst glaubte nicht, dass ich ein Problem mit dem Essen hatte, und darüber sprechen wollte ich schon gar nicht.

In diesem Jahr, es war 2007, entwickelte sich die Auseinandersetzung mit mir selbst und dem Essen definitiv in eine schlechte Richtung. Ich verfiel von Tag zu Tag mehr in eine endlose und tiefe Melancholie. In meinem Kopf spielten Lieder, die mich zum Weinen brachten. Mein Bauch war gefüllt mit tiefer Trauer, und mein Herz fühlte sich zerrissen an. Ich wusste nicht mehr, wer ich war. Weshalb diese Zweifel und diese Trägheit? Woher kam all der Schmerz, der mich pausenlos begleitete?

Aus diesem Frust, dieser Verzweiflung heraus widmete ich all mein Interesse und meine Aufmerksamkeit dem Erlernen des Hungerns, ich flüchtete geradezu in diese Welt. Ich setzte mich nicht bloß mit Lebensmitteln auseinander, nein, ich studierte sie förmlich. Ich lernte die Kalorienmenge pro hundert Gramm sämtlicher Grundnahrungsmittel auswendig. Äpfel 52 kcal, Champignons 12 kcal, Blumenkohl 23 kcal, Magerquark 125 kcal, Haselnüsse 636 kcal, Kartoffeln 70 kcal, Karotten 25 kcal… Stundenlange Vorträge konnte ich über sekundäre Pflanzenstoffe halten, über Kohlenhydrate, gesättigte und ungesättigte Fettsäuren, die Wichtigkeit von Proteinen. Das war mein Stolz. Ich wollte über einfach jedes Lebensmittel Bescheid wissen und mir darüber im Klaren sein, was genau ich aß. Alles unter Kontrolle haben, das wollte ich. Natürlich wurde ich dadurch auch sehr zahlenfixiert. Jede einzelne Kalorie wurde genauestens gezählt und in meinem Kopf gespeichert. Es gab mir ein Gefühl von Sicherheit und Macht über mich selbst. Ich wollte unbedingt abnehmen.

Alles war ein Schrei, ein stummer Schrei – wonach? Aufmerksamkeit? Zuneigung? Identität? Halt? Man fragt mich dies, und ich wüsste es selbst gerne genau. Doch es bleiben nur Puzzleteile, die ich heute zusammenzusetzen versuche. Damals war die Beschäftigung mit dem Essen und meinem Gewicht wohl einfach das einzige Mittel, das ich fand, um gegen meine immense Verlorenheit anzukämpfen, für die ich keine Worte hatte.

Über Wochen beschränkte ich meine ganze Ernährung auf Fertigsüppchen. Frühstück und Mittagessen gab es nicht.

Abends, wenn ich müde von der Schule nach Hause kam, riss ich ein Beutelchen Fertigsuppe auf, gab ein wenig heißes Wasser dazu und löffelte alles langsam mit einem Teelöffel aus. Diese Mahlzeit betrug 75 kcal und war meine Tagesration. Hin und wieder erlaubte ich mir eine Frucht oder ein wenig Gemüse, was jedoch ein enorm schlechtes Gewissen auslöste.

Durchs Hungern bekam ich mit der Zeit einen matten, leeren Blick. Die lebensfreudige und aufgestellte Leonie ging irgendwo verloren. Ich blickte in den Spiegel und sah bloß Verzweiflung in meinen glanzlosen Augen. Meinen Körper, mein Ebenbild empfand ich als verabscheuungswürdig, ich konnte mich nicht ausstehen. Manchmal war es so unerträglich, als steckte ich in einer Zwangsjacke, aus der ich mich nicht befreien konnte. Dieser Körper musste verschwinden. Er musste verschwinden.

Immer mehr und mehr begann ich mich von der Außenwelt zu isolieren, wollte meine Freunde nicht mehr sehen. Meine Kleider kaufte ich in Übergröße, um meinen Körper darin zu verstecken. Zu groß war die Scham. Langsam begann ich mich auch von Manon und Mama zurückzuziehen. Auf einmal wollte, nein konnte ich nicht mehr offen über meine Probleme sprechen.

Das war die Zeit, in der ich mich auf den falschen Weg begab. Heute bereue ich es sehr.

Manon:
Bereits in jungen Jahren muss man sich für einen Werdegang entscheiden, für einen Standard harte Arbeit leisten, und am Ende wird die Rente wohl doch nicht

reichen. Stellt man dieses »System« infrage, so wird einem schnell der Begriff »Realität« an den Kopf geworfen. Die Welt ist belagert von Rechten, Strafen, Kriegen, Armut, Wirtschaftskrisen, Missachtung unseres Planeten, und letztendlich folgen Depressionen. Inmitten dieses Geschehens wird einer jungen Tagträumerin, welche gerne noch etwas in ihrer kindlichen Fantasiewelt verweilen möchte, keine Toleranz entgegengebracht. Wie könnte man dem entfliehen, einen Bogen darum machen und gegen die Zeit arbeiten? Sich auflösen? Vielleicht war das einer von Leonies Gedanken. Oft ist das Ziel einer an Anorexie Erkrankten eine Auflösung durch den enormen Gewichtsverlust, um dem Leben zu entfliehen. Der gesamte Wachstums- und Entwicklungsprozess wird unterbrochen. Der Körper erinnert eher an den eines neunjährigen Mädchens, und die passende Kleidung findet man in der Kinderabteilung. Niemand setzt ein so zerbrechliches Wesen unter Druck. Man will es behüten, umsorgen und ausschließlich auf liebevolle Art belehren.

Nichts macht uns so einsam wie unsere Geheimnisse.
Paul Tournier

Bulimie

Eines Abends, als ich allein zu Hause war, niedergeschlagen in meinem Zimmer saß, verspürte ich plötzlich den Drang, den Apfel, den ich zu Abend gegessen hatte, sofort wieder loszuwerden. In meinem Kopf herrschte Aufregung, und ich verfiel in Panik. Ich rannte zur Toilette, um zu erbrechen.

Von diesem Moment an litt ich an Bulimie.

Ich hatte nicht die gewöhnliche Bulimie. Nie stand ich vor dem Kühlschrank und griff nach allem, was mir in die Finger kam. Ich litt auch nicht an unkontrollierten Fressattacken. Bei mir war schon damals das Kontrollverhalten sehr stark, bloß Magerprodukte und Obst kamen infrage. Trotzdem kam ich aus meiner Essbrechsucht schwer wieder heraus.

Die Zeit meiner Bulimie war sehr intensiv. Manon besuchte diverse Kurse und war von der Musik wie verzaubert worden. Mama arbeitete viel und hart, und ich war häufig allein zu Hause. Die Zeit in einer leeren und stillen Wohnung war für mich schrecklich. Meine Einsamkeit und Verzweiflung kompensierte ich mit Selbstzerstörung. Also verriegelte ich die Tür, stellte die Musik laut und begann, Magerjoghurts und Früchte zu essen. Ich aß und aß, bis mein Magen zu schmerzen begann und ich erbrechen konnte. Es löste in mir keine Freude aus, aber doch fühlte ich mich danach beruhigt.

Ich wusste meistens genau, wann ich alleine zu Hause sein würde, und bereitete mich dann aufs Essen und Erbrechen vor. Nach der Schule ging ich zuerst meine Lebensmittel einkaufen, viel Obst und Magerjoghurts. In den Einkaufsläden fühlte ich mich oft von den Verkäufern beobachtet, als wüssten sie Bescheid. Darum wechselte ich auch regelmäßig das Geschäft und eilte dann nach Hause. Ich fühlte etwas zwischen Adrenalinkick und Angst, Hass und Gleichgültigkeit. Dann aß ich und erbrach.

Nach dem Erbrechen war ich von mir selbst angewidert. Oft badete ich stundenlang, um den Schmutz meines schlechten Gewissens abzuwaschen. Doch sauber fühlte ich mich danach nie. Auch weinte ich oft nach dem Erbrechen, weil ich so unzufrieden mit mir selbst war. Dazu entstand immer mehr ein schlechtes Gewissen gegenüber meiner Mutter und meiner Schwester. Unbewusst ahnte ich wohl, wohin dies alles führen würde. Noch mehr begann ich mich von der Welt zu isolieren, stürzte in eine noch tiefere Welt der Melancholie und fühlte mich endlos allein.

Keine Bulimikerin und kein Bulimiker ist stolz auf diese Sucht, und – dies vor allem – keine und keiner von ihnen spricht gern darüber. Deshalb möchte auch ich nicht zu detailliert über diese Zeit schreiben. Die Tatsache, dass ich stundenlang mit meinem Kopf über der Schüssel hing und jeden Bissen aus mir herauswürgte, ist widerlich und für manche unverständlich. Doch können auch viele die Angst und das schreckliche Gefühl nach dem Essen nicht nachvollziehen. Diese Angst löste in mir einen enormen Druck aus, den ich irgendwie kompensieren musste.

Eines Tages bemerkte ich, dass ich mich von Manon und Mama zu weit entfernt hatte. Mir war klar, dass die Bulimie einiges dazu beigetragen hatte, und wollte damit aufhören. Doch es war kaum machbar. Trotz meines starken Willens war es schwer, der Sucht zu entfliehen. Manchmal ließ ich mich von einer inneren Stimme einfach verführen und fiel in mein altes Muster zurück. Sucht bleibt Sucht.

Im Juni 2008 machten Mama, Manon und ich Ferien in Südfrankreich, freuten uns alle sehr, gemeinsam die aufregende Stadt Cannes zu entdecken. Mein Vater stellte uns seine Wohnung direkt am Strand zur Verfügung. Es war traumhaft schön. Da ich permanent mit meiner Familie zusammen war, war Erbrechen kein Thema für mich. Ich hätte dies nie in ihrer Gegenwart tun wollen und schon gar nicht können.

Menschen, die länger an einer starken Bulimie leiden, halten es manchmal keinen Tag ohne Erbrechen aus. Ich habe Frauen kennen gelernt, die mir von zehn Essbrechanfällen täglich berichtet haben. Der Druck ist so stark, dass sie sich nicht mehr beherrschen können, seien sie an öffentlichen Orten oder mit Verwandten in den Ferien.

Nach den Sommerferien nahm mein Leben eine neue Wendung. Ich begann mit der Ausbildung zur medizinischen Praxisassistentin. In der Freizeit ging ich noch immer regelmäßig reiten und oft schwimmen. Manon war im Vorkurs für ein Jazz-Musikstudium und arbeitete gleichzeitig im Büro der Gesangsschule, die sie besuchte. Sie vertiefte sich in ihre Welt der Musik und baute sich ein neues, kreatives Umfeld auf. Ich empfand sie in dieser Zeit als sehr glücklich. Es freute mich sehr, dass sie ihre Leidenschaft gefunden hatte.

Die ersten Wochen meiner Ausbildung waren äußerst spannend. So viele neue Eindrücke und Einflüsse! Ich arbeitete viel und wollte unbedingt eine der besten Schülerinnen sein. Stundenlang lernte ich die medizinische Terminologie mit Karteikärtchen oder zeichnete den genauen Aufbau der menschlichen Zelle. Es war wirklich interessant. Trotzdem ließ mich meine Essstörung nicht los, ließ mir kaum Raum für andere Dinge.

Zwar gelang es mir nun, es ohne Erbrechen auszuhalten, und ich ließ die Bulimie hinter mir. Doch stattdessen begann wieder das große Hungern. Meine Beine, meine Arme, mein Gesicht, nichts war für mich erträglich anzuschauen. Mein Spiegelbild zeigte mir ein dickes Mädchen. Ich schämte mich, mit diesem Körper durch die Welt zu gehen, und versteckte mich noch immer in großen Klamotten. Um endlich glücklich mit mir selbst und meinem Leben zu werden, musste ich einfach unbedingt an Gewicht verlieren.

Weshalb nur immer diese fixe Idee, wenn ich dünn wäre, wäre alles wieder gut?

Das war nie der Fall. – Im Gegenteil.

Immer stärker drehte sich alles in meinem Leben bloß noch ums Hungern. Ich wollte nichts mehr essen. Abends nach der Schule aß ich vielleicht eine kleine Suppe oder ein Magerjoghurt. Ganz normales Essen wie Brot, Kartoffeln oder Pasta wäre nie infrage gekommen. Selbst der Anblick solcher Nahrungsmittel rief in mir ein schlechtes Gewissen hervor. Bei jedem Bissen verkrampfte ich mich, sodass ich steif wie ein Brett wurde. In meinen Kopf begann es vor lauter Gedanken zu drehen und zu drehen …

Fast alle Lebensmittel wurden von meinem Essplan gestrichen. Nichts durfte mehr als 75 Kalorien und 0,5 Gramm Fett enthalten. Dazu versuchte ich täglich, so wenig wie möglich zu trinken. Der Mensch besteht aus ungefähr sechzig bis siebzig Prozent Wasser, und das wollte ich loswerden. Häufig ging ich nach der Schule ins Schwimmbad, um einige Längen zu schwimmen und somit ein wenig Ruhe im Kopf zu bekommen. Davor aß ich nie etwas, ich fror am ganzen Körper und fühlte mich müde und schwach. Doch trotzdem schwamm ich immer weiter und weiter. Kalorien verbrennen war der größte Antrieb, weshalb Sport und permanente Bewegung zu einem wichtigen Thema wurden. Auf dem Heimweg erlaubte ich mir, ein wenig zu trinken, und zu Hause dann mein mageres Süppchen, das ich langsam auslöffelte. Ich litt nun bereits an Bauchschmerzen, die von der Mangelernährung stammten. Und ich zitterte und fror ständig und fühlte mich antriebslos und müde. Die monatliche Blutung war auch schon längst ausgeblieben. Trotzdem denke ich, dass mein Körperbild noch relativ gesund aussah. Wie viel ich damals wog, kann ich nicht sagen, da ich mich nie auf die Waage traute. Zu sehr fürchtete ich mich vor meinem Gewicht.

In meiner Ausbildung zur medizinischen Praxisassistentin fühlte ich mich trotz den spannenden Fächern und meinen guten Noten nach einigen Monaten nicht mehr wohl. Ich spürte keine Freude mehr und sah für mich in dieser Branche keine Zukunft. Also brach ich die Ausbildung nach einem halben Jahr ab und machte ein Praktikum in einer Zeitschriftenredaktion, wozu mir meine Mutter verhalf. Dieser Job gefiel mir sehr gut. Es war aufregend und lebendig und bot mir einen Einblick in die Welt der Erwachsenen: ein eigener Arbeitsplatz, fester Lohn, Selbständigkeit. Ich spürte sogar wieder so etwas wie Fröhlichkeit in mir. Doch die Essstörungen blieben.

Eines Abends saß ich alleine und frustriert zu Hause. Meine Mutter war noch bei der Arbeit und meine Schwester im Musikunterricht. Ich war einsam, wusste nicht, wie mit meinen Komplexen umgehen, und hätte mir am liebsten meinen Körper weggeschnitten. Trotz Hungern und Sport hatte ich noch immer zu viel auf den Rippen. Dachte ich zumindest. Also begann ich erneut zu erbrechen.

Und wieder hatte mich die Essbrechsucht fest in ihren Klauen. Dieser eine Ausrutscher hatte gereicht, um in das alte Muster zurückzufallen. Diese Phase der Bulimie war dann jedoch intensiver als die letzte. Ich suchte regelrecht jede Gelegenheit, um zu erbrechen. Nur so konnte ich meinen Frust überwinden. Wieder kaufte ich Magerjoghurts, Obst und Fruchtsäfte. An manchen Tagen kaufte ich aber auch Reis, Brot oder Müesli, um zu erbrechen. Diese Lebensmittel eigneten sich für mich am besten dafür. Alle an Bulimie Erkrankten entwickeln ihre eigene Methode.

Einige Monate litt ich massiv darunter. So gerne wäre ich die Essbrechanfälle losgeworden, wollte mich auf ein glückliches Leben konzentrieren. Immer und immer wieder versuchte ich es, doch es gelang mir nicht. Mein Körper begann mehr und mehr zu rebellieren. Permanent fühlte ich mich schwach und depressiv, hatte Schwindelanfälle und fror. Meine Hände zitterten andauernd. Der Hals und die Zähne begannen zu schmerzen. Beim Zahnarzt wurde ich auf die Bulimie angesprochen, da mein Zahnschmelz angegriffen und meine Speiseröhre stark gerötet war. Beides rührte daher, dass mit dem dauernden Erbrechen zu viel Magensäure in Speiseröhre und Mund gelangte. Außerdem war meine Schilddrüse dick geschwollen und die Haut im Gesicht gräulich und eingefallen. Das sind alles Symptome einer Bulimie.

Dann, nach einem normalen Arbeitstag machte ich mich auf den Weg nach Hause. Manon würde zwei Stunden später nach Hause kommen, und Mama hatte noch einen harten Abend vor sich. Also kaufte ich meine üblichen Lebensmittel ein. Zu Hause trank ich einen halben Liter Orangensaft, dazu gab es 200 Gramm frische Trauben und etwas Müesli. Meistens aß und trank ich in einem schnellen Tempo, damit der Bauch zu schmerzen begann und mir übel wurde. Der Abend endete, wie geplant, eingeschlossen in der Toilette. Ich erbrach. Danach fühlte ich mich, wie immer, schwach. Mein Gesicht war kreideweiß, Beine und Arme kraftlos. Der Hals brannte wie Feuer, und mein Magen schmerzte. Mit Wasser und Seife wusch ich mein Gesicht, putzte mir die Zähne und blickte in den Spiegel. Da sah ich es vor mir: dieses grässliche, fette Mädchen. Sie war verfressen – und allein. Mir kullerten ein paar Tränen über die Wangen, und meine Knie knickten ein. Ich fühlte mich abscheulich und erbrach weiter. Kraftlos, wie ich schon war, fiel ich nun ganz zu Boden. Ich hatte einen Zusammenbruch. Mein Kopf war glühend heiß, das Herz pochte rasend schnell, und ich war zu schwach, um auch nur eine Bewegung zu machen. Ich wollte mich an der Badewanne abstützen, doch ich schaffte es nicht. So blieb ich einige Zeit bewegungslos auf dem kühlen Boden liegen und war gezwungen, über meine Situation nachzudenken. Nun hätte ich gerne richtig geweint, doch nicht einmal dafür reichte die Kraft.

Noch nie war zwischen meiner Mutter, Manon und mir eine derartige Mauer gestanden. Ich selbst war selten zuvor so unglücklich wie damals. Und noch nie hatte ich solche Angst davor, was die Essstörung mit meinem Körper anstellen könnte. Ich musste etwas ändern.

Seit diesem Abend hatte ich nie wieder einen Rückfall. Ich schaffte es, die Bulimie zu überwinden.

Dass ich dieses Problem selbst in den Griff bekommen habe – ja, darauf bin ich heute noch stolz. Es forderte große Willenskraft und diesen unvergesslichen Zwischenfall, aber ich habe es geschafft. Von einem Tag auf den anderen – es ist machbar!

Manon:
Meine geliebte Zwillingsschwester hatte ein Problem. Ein Problem, das offensichtlich zu sein schien. Doch ich war blind. Oft sah ich Leonie mit fahlem Blick auf ihrem Bett sitzen, und ich bemerkte ihre langen Bäder hinter verschlossener Badezimmertür. Wieso hinterfragte ich ihr Verhalten nicht? War ich so mit mir selbst beschäftigt? Was war der Auslöser, und hätte es verhindert

werden können? Ja, vielleicht … vielleicht aber auch nicht. Als ich von ihrer damaligen Brechsucht erfuhr, glaubte ich ihr zuerst nicht. Eine solche Welt existierte nicht in meiner. Ich konnte sie nicht sehen. Jetzt werde ich meine Augen nicht mehr von meiner Schwester nehmen.

Wenn du lange in den Abgrund blickst,
blickt der Abgrund auch in dich.
Friedrich Nietzsche

Anorexie

Im August 2009 schloss ich mein Redaktionspraktikum ab und besuchte dann eine Handelsschule. Zurück in die Schule zu gehen und eine bürokratische Allgemeinausbildung zu machen, war eigentlich alles andere als das, was ich wollte. Aber ich wusste nicht, was aus mir werden sollte. Ich wusste nicht, worin ich gut war, was mir wirklich gefallen könnte, sah meine berufliche Zukunft nicht. Ich hatte mich in der Medizin-, der Redaktions- und der Reiterwelt umgesehen. Doch meinen Platz hatte ich noch nicht gefunden. Also sollte die Handelsschule eine erste, gute Grundlage sein.

Die Handelsschule lag gleich an der Langstraße, die für ihr Rotlichtmilieu und ihre Drogenszene bekannt war. Doch ich fühlte mich in dieser Straße pudelwohl. Vor und nach der Schule lief ich sie hoch und runter. Wieder und wieder. Es war extrem aufregend, denn sie zeigte mir eine außergewöhnliche und doch alternative Welt. Die Leute, die Stimmung und die

Shops hier waren mit anderen Orten in Zürich einfach nicht zu vergleichen. Mir gefiel es, mich in dieser leicht verrückten Umgebung aufzuhalten, und – dies vor allem – ich fühlte mich ganz einfach akzeptiert. Wohl selber etwas verrückt.

Die Langstraße bot meinem wirklichen Interesse, den Lebensmitteln, genau das Richtige: Es gab alles, von russischen Spezialitäten über türkischen Honig bis hin zu exotischsten Gemüsen und Früchten. Es schien mir so bunt und fremd wie ein Markt in Marrakesch, und ich verbrachte Stunden damit, mir all die fremden Produkte anzuschauen. Die Kalorien- und Fettwerte kontrollierte ich dabei als Erstes. Doch außer dem Gemüse gab es keine Nahrungsmittel, welche die Aufnahmebedingungen für mein Essrepertoire erfüllten.

Die Schule war eigentlich ganz gut. Die Mitschüler waren nett, und ich schrieb relativ gute Noten. Ich entdeckte sogar etwas Begeisterung für die Buchhaltung und für Wirtschaftsthemen. In meinem restlichen Leben lief aber gar nichts, wie es sollte. Freunde hatte ich schon lange keine mehr. Zu sehr hatte ich mich von ihnen isoliert, obwohl sie mir immer sehr viel bedeutet hatten. Die Mauer zwischen meiner Familie und mir wurde von Tag zu Tag dicker, und meiner größten Leidenschaft, dem Reiten, ging ich schon länger nicht mehr nach. Ich war traurig, unsicher und gab mich ganz der einen Sache hin, dem geliebten und gleichzeitig so gehassten Hungern.

Ich war bereits tief gefangen. Tiefer, als es mir bewusst war. Tiefer, als ich es je wollte.

Meine Sucht nach dem Hungern wuchs und wuchs. In meinem Kopf schwirrten nur noch die Gedanken darüber, was ich essen würde und wie viel ich trinken durfte. Wie viele Tramstationen sollte ich zu Fuß gehen, und wie könnte ich noch mehr Kalorien und Fett verbrennen? Sollten es 200 Kniebeugen oder 80 Rumpfbeugen sein?

Für einen gesunden Menschen ist das Hungergefühl nichts Angenehmes. Doch wenn sich mein Magen vor Leere zusammenzog, bewirkte das ein Gefühl von Triumph, Freude und Glück. Ich konnte mich erst leicht und frei fühlen, wenn mein Bauch leer und klein war. Irgendwann waren dann meine natürlichen Körperreaktionen so beeinträchtigt, dass das Hunger- und Durstgefühl ganz wegblieb. Auch heute noch verspüre ich so gut wie nie ein normales Hungergefühl. Damals half das fehlende Hungergefühl meinem kranken Magerwahn, auf dem falschen Gleis weiterzufahren. Selbst das Durstgefühl hatte ich so verdrängt, dass ich an manchen Tagen das Trinken vergaß. Ein ausgetrockneter Mund wurde zum normalen Zustand und bedeutete, es »richtig« gemacht zu haben. Selbstverständlich war mir immer bewusst, wie wichtig es wäre zu trinken. Alle Organe werden vor allem von Wasser versorgt. Doch mir spielte meine Gesundheit keine Rolle mehr. Meine Krankheit hatte meinen Verstand absolut in ihrer Gewalt und unter ihrer alleinigen Kontrolle.

Meine Mutter wurde von Tag zu Tag verzweifelter, denn anscheinend wurde meine Gewichtsabnahme immer auffälliger. Ich wurde auch häufiger auf mein Untergewicht angesprochen. Doch kam das bei mir irgendwie nie an. Noch immer zeigte mir mein Spiegelbild ein rundes, dickes Mädchen. Als dann auch meine Mutter immer öfter auf mein Körpergewicht angesprochen wurde, nahm sie die Zügel in die Hand. Gegen meinen Willen schleppte sie mich zu einer Psychologin, bei der ich mich unwohler als beim Zahnarzt fühlte. Es war schrecklich, denn ich war ihr bestimmt noch unsympathischer als sie mir. Ich wollte weder etwas an mir ändern noch mit einer fremden Person über meine Probleme sprechen. Es fiel mir schwer, mich zu öffnen und meine Gefühle auf den Tisch zu legen. Doch meine Mutter war bereits zu verzweifelt, um die Sinnlosigkeit dieser Gespräche zu erkennen. Sie setzte viel Hoffnung in diese Therapiestunden.

Gleichzeitig stellte sie mir einen Naturheiler vor, der mir helfen sollte. Zu diesem Arzt ging ich gerne und regelmäßig, denn er massierte mich die meiste Zeit und versuchte so, meine Krankheit zu heilen. Innerlich machte ich mich gerne lustig über ihn, denn er lebte in einer eigenen Welt der Magie, des »Hokuspokus«, und versuchte mich häufig von seinen Hexen und Sylphen zu überzeugen. Seine Hände hatten dennoch etwas Magisches, und ich genoss es sogar, mich berühren zu lassen.

Den Körperkontakt zu Menschen hatte mir meine Krankheit nämlich absolut verboten. Ich lief immer mit dem Gefühl durch die Welt, einen goldenen Kreis um mich zu haben. Dieser Kreis durfte nicht überschritten werden. Selbst meine Mutter und meine Schwester durften mich kaum berühren. Obwohl mir die Wärme und die Arme meiner Familie fehlten, ließ ich keine Nähe mehr zu. Zu sehr schämte ich mich für meine dicken Arme und meinen runden Bauch. Auch wenn ich schon lange kein Körperfett mehr besaß, in meinem Kopf war ich ganz klar übergewichtig. Die körperliche Distanz zu anderen Personen löste ein Gefühl von Einsamkeit und Verschlossenheit aus. Es folgten Depressionen.

Zu Hause wurde die Stimmung immer schwieriger. Streit zwischen Manon, meiner Mutter und mir war an der Tagesordnung. Häufig ging es um mein Essverhalten und um meine Trägheit. Man kann es sich wohl kaum vorstellen, aber meine Hormonschwankungen waren wahrscheinlich intensiver als bei einer schwangeren Frau. Ich konnte friedlich und ruhig sein, und im nächsten Moment war ich wütend und aufgebracht. Häufig versank ich grundlos in Traurigkeit und verzog mich in mein Zimmer. Manchmal saß ich stundenlang auf meinem Stuhl, blickte aus dem Fenster und versank in Gedanken. Ich hasste mich aus tiefsten Herzen.

Ebenfalls schlimm in dieser Zeit war die Entwicklung meiner Schwester. Plötzlich schien auch sie abzunehmen und sich einseitig zu ernähren. Sie aß Light-Produkte, Obst und versuchte es sogar mit meinen kleinen Fertigsuppen. Die Sorge um ihre Gesundheit brachte mir schlaflose Nächte. Die gereizte Stimmung zu Hause konnte sich nicht mehr beruhigen, und ich verlor weiter an Gewicht.

Meine Liste der erlaubten Nahrungsmittel wurde weiter gekürzt, und meine Spaziergänge fanden neue Umwege. Ich aß täglich noch 150 Gramm Champignons und trank 330 Milliliter Cola Zero. Und das über Wochen. Dazu kaute ich den ganzen Tag wie eine Verrückte auf Kaugummis herum. Die Pilze sollten zusätzlich die Fettverbrennung fördern, und die tägliche Koffein- und Süßstoffzufuhr zeigte sich verdauungsfördernd. Zusätzlich verschärfte ich mein Kontrollverhalten mit dem Abwiegen von Lebensmitteln. Wie viel mein Essen wiegen durfte, war ganz klar durchdacht. Alles wurde mit der Küchenwaage aufs Gramm genau gemessen. Hatte ich

155 Gramm Champignons gekauft, wurden 5 Gramm abgezogen. Nur 150 durften es sein.

Ich entwickelte eine enorme Angst vor dem Essen. Ich fürchtete mich manchmal mehr davor als vor dem Tod. Eine Karotte war zu hart für meinen Magen, ich konnte sie nicht verdauen. Gurken hatten zu viel Wasser und Früchte zu viel Zucker, Magerjoghurt zu viele Kalorien. Das Einzige, was noch möglich war, waren diese geschmacklosen Champignons.

In dieser Zeit verbrachte ich Stunden in den Supermärkten, nur um Lebensmittel zu studieren. Mich sättigte der bloße Anblick einer frischen Frucht oder eines kleinen Brötchens. Als ob sich Hunger mit einem Blick stillen ließe.

An manchen Tagen fühlte sich mein Handgelenk knochig genug an, und ich gönnte mir eine frische Feige. Der Höhepunkt des Tages. Diese kleine Frucht gönnte ich mir wie andere sich ein Stück Schokolade. Ich war überzeugt, mein Körper bräuchte nicht mehr Nahrung und so könnte es die nächsten zehn Jahre gut weitergehen. Irgendwann wäre auch ich zufrieden und ausgeglichen. Irgendwann würde ich mein Traumgewicht erreicht haben, und ich würde leicht und frei sein wie ein Vogel.

Tagebucheintrag vom 7. September 2009:
Wenn ich an die Magersucht denke, denke ich an eine kleine Fee, die über meiner linken Schulter schwebt. Sie begleitet mich, wo immer ich hingehe. Sie ist ein Teil von mir und lässt mich nie im Stich. Sie ist klein und zerbrechlich. Sie schafft es, mich jedes Mal aufs Neue zu verzaubern. Sie ist unschuldig und friedlich. Sie trägt

> einen leuchtenden Schein um sich, hat ein hübsches Gesicht und lange, dünne Arme und Beine. Sie verkörpert das, was ich sein möchte. Egal, wie ich mich fühle, sie ist immer da. Sie gibt mir Freude, Glück, Liebe und Geborgenheit. Sie ist meine Familie, meine Freundin und meine Seelenverwandte. Sie bedeutet mir alles. Es ist mein Wunsch, mein Leben mit ihr zu teilen.

Meine Mutter musste gegen die Situation zu Hause etwas tun. Ich beeinflusste mit meinem Essverhalten meine Schwester massiv – was ich mir nie verzeihen werde. Sie ist und war immer der wichtigste Mensch in meinem Leben, und niemals soll sie durchmachen müssen, was ich durchmachte. Wir entschlossen uns gemeinsam, dass ich für zwei Wochen zu meinem Vater ziehen sollte. Ich freute mich sehr, wieder eine nähere Beziehung zu ihm aufbauen zu können, etwas, das mir seit langem fehlte. Zwar fiel mir der Gedanke schwer, von Manon und meiner Mutter getrennt zu sein, aber ich wusste auch, dass es für alle das Beste sein würde. Sie brauchten eine Verschnaufpause von meiner Krankheit und meinen Stimmungsschwankungen. Und ich etwas Abstand.

Bei meinem Vater angekommen, fühlte ich mich schnell zu Hause. Er gestaltete das alte Kinderzimmer meiner Schwester und mir in einen schönen und warmen Raum um, machte die Gästetoilette zu meinem eigenen Territorium. Seine neue Freundin und ich verstanden uns gut, und ich freute mich, auch sie öfters zu sehen.

Die erste Woche verging wie im Flug, und es erwies sich als eine wirklich gute Idee, bei ihm zu wohnen. Ich spürte seine

Sorge um meine Gesundheit und seine Liebe und sein Interesse an meiner Person. Er bemühte sich sehr um mein Wohlergehen und versuchte, viel Zeit mit mir zu verbringen. Bei ihm gehörte es dazu, gemeinsam am Tisch zu Abend zu essen. Anfangs hatte ich damit Mühe, denn es war für mich schwierig, in Gegenwart anderer zu essen. Ich hatte Angst, dabei verfressen und monströs zu wirken. Doch ich genoss seine Gesellschaft und versuchte, das Positive in der Situation zu sehen. Das gemeinsame Essen am Tisch kannte ich von meiner Familie eigentlich nicht. Wir aßen bloß an Feiertagen zusammen am gedeckten Tisch.

Trotz der Umstellungen nahm ich weiter ab, und meine Eltern registrierten das genau. Nun musste ich zusätzlich neben der unsympathischen Psychologin und dem verrückten Magier wöchentlich zur Ernährungsberaterin. Absolut unfreiwillig, denn ich hatte nicht vor, etwas an meinem Essverhalten zu ändern, und wollte weiter an Gewicht verlieren. Der Besuch bei der Ernährungsberaterin erwies sich für mich als sinnlos.

Mein Wissen über Ernährung war groß, und ich setzte mich nicht bloß mit Kalorien und Nährstoffen auseinander. Ich war ein richtiger Profi. Ich wäre wohl selbst eine sehr gute Ernährungsberaterin geworden. Ich wusste genau, wie eine gesunde und ausgewogene Ernährung aussehen sollte, doch für mich wollte ich das nicht umsetzen. Ich hatte es – so meine feste Überzeugung – nicht nötig. Mein Wissen über Nahrungsmittel war also weitaus größer als das der meisten und eine meiner wenigen Stärken. Und dann hätte ich mir von einer fremden Person anhören sollen, wie es für mich besser wäre? Das machte mich rasend. Doch ich zog es vor, ihr zuzuhören und die Stunden schnell hinter mich zu bringen. Sie stellte mir einen Ernährungsplan auf, der aus fünf Mahlzeiten täglich bestand. Das Mittag- und das Abendessen sollte aus Eiweiß, Stärke und Beilage bestehen. Selbstverständlich hatte ich nicht vor, mich an ihren Plan zu halten. Der Gedanke, meine Nahrungszufuhr von einer Mahlzeit auf fünf zu erhöhen, war absolut unvorstellbar.

Meine depressiven Verstimmungen wurden intensiver. Ich fühlte mich so traurig und verlassen, dass ich den ganzen Tag hätte weinen können. Von wem verlassen, das wusste ich nicht. Oft fiel ich weinend in den Schlaf und erwachte mit noch immer nassen Augen wieder auf.

Die Essstörung wurde immer offensichtlicher. Meine Augen waren blutunterlaufen und traten hervor. Auf meinen Wangen bildeten sich viele kleine Dellen, die mich schrecklich aussehen ließen. Das Sitzen auf harten Stühlen wurde unerträglich – ich hatte einfach zu wenig Muskeln und Fett, die mich hätten stützen können. Ich spürte meine Gesäßknochen und litt unter höllischen Schmerzen. Und dann begannen meine Haare auszufallen. Meine wunderbaren langen Haare.

Dass ich die Stunden in der Schule überstand, grenzte an ein kleines Wunder. Bei jedem Aufstehen und jeder einzelnen Treppenstufe spürte ich ein Zittern in den Knien. Die Schultasche wurde einfach zu schwer, sodass ich manchmal die Schulbücher absichtlich zu Hause vergaß. Die Spaziergänge oder eher Joggingrunden an der Langstraße musste ich häufig kürzen, da mein Kreislauf das nicht mehr mitmachte. Oft musste ich mich an einem Geländer festhalten und eine Verschnaufpause einlegen. Ich hatte starke Wasseransammlungen in den Beinen, Ödeme, was das Gehen noch mehr erschwerte. Trotz allem hätte ich nie ans Essen oder Trinken gedacht. Hunger- und Durstgefühl kannte ich ja schon lange nicht mehr, wusste nicht mehr, wie es sich anfühlt. Hätte mich das nicht einschüchtern sollen? Im Gegenteil, Frieren war eine Bestätigung, Schmerz gab mir ein Erfolgsgefühl, und Schwäche war ein Zeichen für Stärke. Ich fühlte mich erst dann gut, wenn es mir richtig schlecht ging.

Eines Abends, als mein Vater nach Hause kam, stand er mit einer Überraschung vor meiner Tür. »Du musst der Realität ins Auge blicken«, sagte er. Er sagte dies so liebevoll und beruhigend, dass mir beinahe Tränen in die Augen schossen. Er hatte mir eine Körperwaage mitgebracht. Sie war schimmernd schwarz, mit echten Swarovski-Steinen besetzt und gehörte wohl zur Crème de la Crème unter den Marken. Er hatte sie allein für mich gekauft und wollte mir helfen und einen zusätzlichen Anstoß geben.

Ich war gerührt und fühlte mich von meinem Vater begleitet. Doch die Angst, was nun kommen würde, war sehr groß. Ich sollte mich tatsächlich wiegen? Seit Jahren stand ich nicht mehr auf einer Waage, hatte Panik davor. Niemals hätte ich es ertragen, mein Gewicht zu kennen, zu groß wäre die Enttäuschung gewesen. Doch meinem Vater zuliebe musste ich da durch. Kein Ausweg. Also entschloss ich mich, mich am nächsten Morgen nüchtern auf die Waage zu stellen. Die Nacht kam mir endlos lang vor, und meine Gedanken ließen mich kaum schlafen. Den Wecker stellte ich besonders früh, um beim Wiegen allein zu sein. Ich stand bestimmt geschlagene zehn Minuten vor diesem edlen Gerät, schaute es nur an. Ich hatte eine immense Angst. Was würde die Waage wohl anzeigen? Ich rechnete mit mindestens 44 Kilo. Endlich schloss ich die Augen und wagte den Schritt. Vorsichtig blickte ich dann auf die Anzeige.

Es war, als ob ein Schnellzug an mir vorbeigedonnert wäre. Ich sah wohl nicht richtig – es waren nicht 44 Kilo. Nein, es waren zehn Kilo weniger. Das konnte nicht sein. Doch auch beim zweiten und dritten Versuch blieb das Ergebnis dasselbe: 34 Kilo. Niemals hätte ich von solch einem Gewicht zu träumen gewagt. Meine Freude war riesig: »Ich hab es geschafft«, flüsterte ich leise und unzählige Male, »ich hab es geschafft.« Wieder und wieder: »Ich hab es geschafft!«

Als mich mein Vater nach meinem Gewicht fragte, wand ich mich zuerst ein bisschen und verharmloste die Zahl dann. Er hatte mir die Waage ja geschenkt, damit ich selbst sehen konnte, wie wenig ich wog, und er hoffte auf die professionelle Begleitung der Ernährungsberaterin.

Die zwei Wochen bei ihm gingen im Nu vorbei und wurden dann auf unbestimmte Zeit verlängert. Ich lebte mich richtig bei ihm ein und versuchte weiterhin, meinen Alltag zu bewältigen. Jeden Morgen stand ich auf der Waage und konnte der weiteren Gewichtsabnahme Tag für Tag zusehen. Meine Gedanken wurden plötzlich noch zahlenfixierter. Viele Magersüchtige stellen sich täglich bis zu dreißigmal auf die Waage, um ihr Gewicht zu kontrollieren. Dies war bei mir zum Glück nicht der Fall. Ich fühlte mich endlich leicht und hatte das Gefühl, nun alles im Griff zu haben. Und zusätzlich hatte ich das endlos schöne Gefühl, meinen Vater zu haben.

Meine Schwester und ich hatten große Sehnsucht nacheinander und trafen uns deshalb öfters in der Stadt. Mittags besuchte ich sie häufig an ihrem Arbeitsplatz in der Gesangsschule, die in der Nähe meiner Schule lag. Sie hatte dort unterdessen eine Lehre begonnen und ein Vollzeit-Musikstudium begonnen. An einem kühlen Abend verabredeten wir uns in der Stadt am Bellevue-Platz, um gemeinsam in einem Café zu sitzen und zu tratschen. Wir waren beide pünktlich vor Ort, doch ich hatte sie nicht gesehen und sie, sie hatte mich nicht erkannt. Als wir nach zehn Minuten zueinander fanden, reagierte sie schockiert: »Ich hab dich gar nicht wiedererkannt! Du bist so schrecklich abgemagert.« Doch diese Worte kamen gar nicht richtig an mich ran. Auch wenn ich sie hörte: Ich sah alles andere als dürr aus, an mir war alles bloß unförmig und fett, davon war ich überzeugt.

Manon:
Ich hatte meine eigene Zwillingsschwester nicht wiedererkannt. Der Mensch, der einst mein Ebenbild war, glich nun einer blassen, spindeldürren Leiche. Ich wusste nicht, wie mit der Situation, wie mit Leonie umgehen. Ihre Sehnsucht nach einem abgemagerten Körper war mir längst bekannt. Sollte ich sie in ihrem Glücksmoment lassen oder sie sofort in eine Klinik bringen? Ich war komplett überfordert und wusste nicht mehr, wer meine Schwester war.

Unzählige Kommentare von außen hätten mich eigentlich davon überzeugen müssen, dass ich stark untergewichtig war.

Nein, magersüchtig. Doch ich blieb auf meiner selbstzerstörerischen Schiene und wollte mir das Essen nie mehr gönnen. Ich war so verzweifelt und unglücklich mit mir selbst und erkannte trotzdem nicht, dass ich ein ernsthaftes Problem hatte.

Der Alltag war von Tag zu Tag schwieriger zu bewältigen. Mein Klassenzimmer im fünften Stock war kaum noch zu erreichen. Ich war antriebslos und schaffte es kaum noch, einen ganzen Tag durchzuhalten. Die Nächte wurden schlimmer und schlimmer. Nebst meinen Albträumen bekam ich Druckstellen am Rücken und auf den Seiten meines Beckens. Egal, in welcher Stellung ich lag, es schmerzte grauenvoll. Trotzdem gaben mir die Rötungen auf der Haut ein gutes Gefühl. Die Beckenknochen, die herausstachen, empfand ich wie zwei Goldpokale. Ich liebte es, mit der Hand über meinen straffen Bauch zu fahren, wo ich kein einziges Gramm Fett ertasten konnte. Ich fühlte Freude, wenn meine Leggings am Hintern flatterten und der Schatten meines Körpers ein Hauch von Nichts war. Ich fühlte mich wie eine Prinzessin, feenhaft und leicht. Federleicht.

Innert kurzer Zeit sank nun mein Gewicht auf 32 Kilo. In einem gesunden Kopf hätten die Alarmglocken ja auch bei 38 Kilo losgehen sollen, doch mein Verstand war längst ausgeschaltet, und für mich gab es kein Zuwenig. Wenn der Körper so ausgemergelt ist und es ihm an allem fehlt, stellt er automatisch auf »Sparflammen-Betrieb«, sodass selbst Denken kaum noch möglich ist. Andauernd schweiften meine Gedanken ab, und ich konnte mich auf nichts mehr konzentrieren. Häufig fühlte ich mich wie eine lebende Tote. Mein Körper war in einem minimalen Lebenszustand, doch mein Kopf schwebte im Nichts. Ich fühlte mich schwach und unglücklich. Noch immer war ich jedoch überzeugt, mein Glück würde sich mit noch etwas weniger Gewicht von alleine steigern. Dann könnte ich endlich frei sein, mich so nehmen, wie ich bin. Über die Straßen schweben und mich noch leichter als eine Feder fühlen. Dann könnte das Leben perfekt sein.

Je leichter ich wurde, desto mehr wuchs mein Drang, abzunehmen. Es gab kein »dünn genug«. Die Angst vor dem Essen wurde größer und größer. Selbst Wasser trinken fiel mir immer schwerer. Ich bildete mir ein, dass mein Körper jeden Tropfen wie ein Schwamm aufsog. Meine Gedanken konnten sich nicht mehr von meiner eigenen kranken Welt abgrenzen. Es gab bloß noch meine Sucht und mich.

Man muss manchmal von einem Menschen
fortgehen, um ihn zu finden.
Heimito von Doderer

Ich und krank?

Am 16. Oktober 2009 wurde mein Leben mit einem Schlag auf den Kopf gestellt.

Am Morgen, als ich mich wieder auf die Waage stellte, war mein Gewicht auf 31,5 Kilo gesunken. Ich fühlte mich keineswegs leichter oder zufriedener. Ich erzählte es meiner Mutter, was ich damals im Nachhinein sehr bereute. Noch am selben Tag entschied sie gemeinsam mit meiner Psychiaterin, mich notfallmäßig ins Spital zur Kontrolle zu bringen. Ich fand das total übertrieben und protestierte mit letzter Kraft. Ich hatte keine Lust, von irgendjemandem zu hören, dass ich zu dünn sei. Glauben würde ich es sowieso nicht. Meine Mutter musste an diesem Tag viel von mir einstecken. Ich war gereizt und äußerst beleidigend. Mama wollte mir meine kleine, eigene Welt wegnehmen.

Ich wurde ärztlich kontrolliert, gemessen und gewogen. Ich war überzeugt, nach wenigen Stunden wieder nach Hause gehen zu können. Die Ärztin allerdings sah das etwas anders, sie entschied, mich übers Wochenende im Spital zu behalten. Sie sprach über meinen BMI (Body-Mass-Index), der bei 12,9 lag. Sie könne es, meinte sie, nicht verantworten, mich nach Hause gehen zu lassen, da mein Untergewicht in einem sehr gefährlichen Bereich liege. Bei einem BMI von 12,0 werde man als lebensgefährdet eingestuft. Dass sich das Wochenende über mehrere Monate hinziehen würde, war mir in diesem Moment noch nicht bewusst. Trotzdem geriet ich in Panik und wollte auf gar keinen Fall über Nacht im Spital bleiben. Als ob ich das nötig hätte und jemand so über mich verfügen könnte. Ich brüllte durch den Flur, so laut ich konnte, und wollte alles daransetzen, nach Hause zu können. Mein Vater und meine Schwester stießen dazu, auch sie konnten mich nicht beruhigen. Nach einigen Stunden musste ich mich geschlagen geben und die Situation hinnehmen. »Am Sonntag bin ich wieder zu Hause, keinen Tag länger!«, war ich fest entschlossen.

Es ging ziemlich schnell, bis ich ein Zimmer auf der Medizinstation bekam. Es war ein Doppelzimmer. Klein, doch die riesigen Fenster ließen viel Licht in den Raum. Der Ausblick war wunderschön, ich konnte den See sehen, und der Blick himmelwärts reichte bis zu den weißen Bergen. Die ersten Tage verbrachte ich allein in diesem Zimmer. Meine Schwester fuhr zu meinem Vater, um meine Klamotten und die wichtigsten Toilettenartikel zu holen. Es tat mir leid, dass ich ihr diesen zusätzlichen Stress bereitete, sie hatte ja sonst schon genug zu tun mit der Sorge um mich.

Am ersten Abend lag ich erledigt von diesem anstrengenden Nachmittag im Bett. Ich fühlte mich allein und war erschöpft.

Ich zitterte vor Kälte am ganzen Körper und hatte wegen der Ödeme Schmerzen an den Beinen. Für meine Mutter empfand ich viel Wut und Aggression. Ich dachte, sie wolle mich loswerden und etwas Ruhe von mir und meinem Problem haben. Anderseits war ich traurig, nicht bei meinem Vater sein zu dürfen. Ich fühlte mich nur noch von ihm begleitet, geliebt und nicht verlassen. Ein ganzes Wochenende im Spital zu liegen, würde in mir bestimmt schreckliches Heimweh auslösen. Wie erging es meiner Familie? Was fühlte meine Schwester? Wie ging es meinen Eltern in dieser Situation? Ich konnte gar nicht mehr klar denken. Es kam mir vor, als ob ich hinter einer dicken Glaswand säße, getrennt von meinen Emotionen und Gefühlen. Der Körper sparte selbst beim Denken und Empfinden. Ich hatte zwar Wut und Angst durch Worte ausgedrückt, doch dabei nichts wirklich gespürt. Als ob mein Gehirn ausgeschaltet gewesen wäre.

Ab einem gewissen Untergewicht kann der Körper das Glückshormon Serotonin nicht mehr produzieren. Ich war also gar nicht mehr imstande, Freude, Hoffnung oder Glück zu empfinden. Rein gar nichts. Meine Mutter, mein Vater und Manon kamen dann an diesem ersten Abend noch einmal vorbei, um mir beizustehen. Sie mussten viel mitleiden. In den Augen meiner Schwester sah ich Tränen der Verzweiflung und Trauer. Es muss ihr das Herz gebrochen haben, mich so zu sehen. Ich weiß nicht, wie ich in ihrer Situation reagiert hätte. Manchmal glaube ich, es mir nie verzeihen zu können, dass meine Familie meinetwegen so viel Schmerz erfahren musste.

Ich erinnere mich noch gut an diese erste Nacht im Krankenhaus. Ich lag traurig und verzweifelt in dem großen Spitalbett. Mein Rücken schmerzte wieder schrecklich von den Druckstellen, und meine Füße waren als Folge der Mangelernährung dick aufgeschwollen. Mir liefen die Tränen hinunter, und ich wünschte mir nur noch, Manon, meine geliebte Schwester, bei mir zu haben. Ich spürte, wie sehr ich sie liebte und brauchte und wie sehr sie mir fehlte. Am Telefon versuchte sie mir nochmals Mut zu machen und sagte mir eindringlich, sie sei immer für mich da. Ihre Stimme war das Einzige, was mein Herz beruhigen konnte.

Ich blickte aus dem Fenster und beobachtete die unzähligen Lichter auf der anderen Seeseite. Es hatte etwas Besinnliches und Beruhigendes. Mir gingen die Worte der Ärztin durch den Kopf, und ich fragte mich, ob etwas daran wahr sein konnte. Oder hatte auch sie mich belogen? Weshalb hackte auch sie auf meinem angeblichen Untergewicht herum? Für mich schienen die Reaktionen von allen Seiten übertrieben. Es war egal, wie viel ich wog, es konnte nie zu wenig sein. Man wollte mir meine Welt wegnehmen, sie mir entreißen, mir die Macht über mein Leben entziehen. Das wollte ich nicht zulassen. So weit durfte ich es nicht kommen lassen.

Die Nacht allein in diesem Zimmer kam mir so ohne Leben und so kalt vor. So weit weg von zu Hause, und niemand, dem ich mich hätte zuwenden können. Nicht nur in dieser Nacht verspürte ich den leisen Wunsch nach Abschied. Oft wollte ich einfach für immer und ewig liegen bleiben, meiner Familie ein letztes nettes Lächeln schenken und langsam verschwinden. In einer ruhigen Minute einfach fortgehen und den inneren Schmerz und meine dauernde Angst für immer loslassen. Den Schmerz, den niemand, selbst ich nicht, verstand, und meine enorme Angst dem Essen gegenüber. Ja, manchmal wünschte ich mir, meinem Leben durch Hungern ein Ende bereiten zu können.

Am nächsten Morgen wurde ich um 7 Uhr 15 geweckt und gewogen. Ich hatte noch einmal etwas an Gewicht verloren und kam somit auf einen neuen Tiefpunkt: 30,6 Kilo. Ich war darüber nicht frustriert, doch auch zu schwach, um mich zu freuen. Später kam die Ärztin zu mir und machte mir den Vorschlag, bei einem Konzept für Anorexie-Patienten im Spital mitzumachen. Dafür müsste ich einen Vertrag unterschreiben, dessen Hauptziel es war, ein Gewicht von 34 Kilo zu erreichen. Erst ab diesem Gewicht könne man mich in eine Klinik für Magersüchtige einliefern und mich als therapiefähig einstufen. Ich war nun sogar zu leicht, um überhaupt eine Therapie machen zu können? Es kam mir alles so unglaubwürdig und fremd vor. Zu diesem Konzept gehörte eine vorgeschriebene Gewichtszunahme von hundert Gramm pro Tag. Ich stellte mich quer und protestierte mit allen Mitteln. Es brachte jedoch nichts, denn ohne diesen Vertrag würden sie mir gegen meinen Willen eine Magensonde legen. Zwangsernährung. Ich hatte keine Wahl. War gezwungen, mich auf dieses Konzept einzulassen und zuzunehmen. Dabei wäre ich lieber von einem Hochhaus gesprungen, als zu essen. Ich fühlte mich schrecklich, als ich diesen Vertrag unterschrieb. Man konnte doch keinen Menschen zwingen, zu essen und zuzunehmen! Jahre hatte ich gebraucht, um mich auf dieses Gewicht herunterzuhungern, und hätte am liebsten noch weitere fünf Kilo verloren, und nun sollte ich das alles aufgeben? Es war enorm frustrierend.

Ich war verliebt in diese Krankheit und wollte mich nie wieder von ihr trennen.

Dabei wäre Selbstmord einfacher, als den körperlichen und psychischen Schmerz, dieses Leid, auszuhalten. Was ich aber mit mir selbst veranstaltete, war etwas Ähnliches wie ein indirekter Selbstmordversuch. Mit der Magersucht wollen Menschen wohl meistens unbewusst und langsam aus dem Leben scheiden. Jetzt weiß ich: Man muss solchen Menschen das Leben neu zeigen, die Freuden und die Sonnenseiten, das wundervolle Geschenk des Daseindürfens.

Manon:
Oft standen meine Mutter und ich nahe vor einem Nervenzusammenbruch, konnten dann aber jeweils näher zusammenrücken, als wir es vorher waren. Noch nie zuvor pflegten wir ein so schönes und harmonisches Mutter-Tochter-Verhältnis. Bis auf eine Handvoll Ärzte, Pflegefachfrauen und meinen Vater waren wir auf uns gestellt und fühlten uns ziemlich unbeholfen. Niemand konnte uns wirklich sagen, wie wir mit meiner Schwester, der kranken Leonie, umgehen sollten und wie zu helfen wäre. Das war mehr oder weniger alles »learning by doing«. Auf Aufmunterungsversuche von Freunden wie »Das stärkt dich fürs Leben« oder »Alles hat seinen Grund« konnte ich dankend verzichten. Leonie erhielt professionelle Hilfe, wir jedoch erhielten nichts. Heute wünschte ich, einen Therapeuten aufgesucht zu haben, vielleicht hätte ich dann mehr Klarheit oder Verständnis entwickeln können.

Der nächste Schock an diesem ersten Tag folgte, als man mir das Frühstück servierte. Ein großes, überfülltes Tablett stand vor meiner Nase. Vollmilch, Kaffee, Früchte, Nüsse, Brot, ein Joghurt und ein riesiges Birchermüesli. Mich schauderte. Das sollte ich alles essen? In meinem Kopf leuchteten bloß all die Zahlen von den einzelnen Fetten und Kalorien auf. Ich überwand mich und biss in einen Apfel. Den Rest konnte ich nicht anfassen. Das Gefühl, in eine saftige, süße Frucht zu beißen, war beschämend. Doch ich war mir nicht sicher, was die Ärzte und Krankenschwestern zu einem Tablett sagen würden, das fast unangerührt zurückkäme. Sicherheitshalber nahm ich das Essen und versuchte, es auf verschiedene Arten loszuwerden. Die Hälfte landete in der Toilette, und einiges verstaute ich hinter meinem Nachttischchen. Das machte ich nicht nur am ersten Tag so, und es war immer eine große Hektik und ein Versteckspiel, weil ich nie wusste, wann jemand ins Zimmer platzen würde.

Täglich wurde ich nun in der Früh gewogen, zweimal wöchentlich hatte ich mit einem Psychologen ein Gespräch, zweimal Physiotherapie und einmal ein Gespräch mit der Ernährungsberaterin. Das Gewicht musste ich auf einer Gewichtskurve festhalten. Wenn mein »Resultat« im oberen Balken lag, durfte ich mich im Spital frei bewegen, lag es im mittleren Balken, galt Zimmerruhe, und ich durfte den Raum nicht verlassen und mich bloß eingeschränkt bewegen. Sobald ich aber mein Gewicht im untersten Balken notieren müsste, würde mir eine Magensonde und Bettruhe verordnet werden. Das hieß, ich würde den ganzen Tag in meinem Bett liegen müssen und durch einen Schlauch in der Nase künstlich ernährt werden. Zwangsernährt! Davor hatte ich große Angst und wollte es nicht so weit kommen lassen. Es gehörte auch zum Programm, täglich ein Esstagebuch zu schreiben. Meine Essmengen klar zu deklarieren und die Gefühle dabei aufzuschreiben. Ich war zum Essen gezwungen.

Die erste Woche verlief ziemlich schnell. Ich schlief viel und versuchte mich mit Fernsehen auf andere Gedanken zu bringen. Manon, Mama und Papa kamen fast täglich zu Besuch und versuchten mich aufzuheitern. Meine Stimmungsschwankungen hatte ich jedoch noch nicht im Griff, was meine Mutter leider häufig zu spüren bekam. Trotz meiner großen Liebe zu ihr schien die Magersucht unsere Beziehung zu zerstören. Doch sie hielt alles aus und ließ mich nicht fallen. Es brauchte nicht viel, dass ich in Tränen ausbrach oder einen Wutanfall bekam. Ich hatte meine Gefühle nicht mehr unter Kontrolle. Eine kranke Stimme im Kopf wollte die Situation nicht so akzeptieren, wie sie war. Meine Mutter war der Feind meiner geliebten Sucht und somit das Opfer meiner Aggressionen. Ich hoffe, sie wird es mir irgendwann verzeihen können... Dass sie mich damals in den Notfall brachte, hat wahrscheinlich mein Leben gerettet.

Danke, Mama.

Manon:
Ich selber bin beinahe in die Anorexie abgerutscht und versank in einer Welt aus Magerprodukten und dem Zählen von Kalorien. Die Angst, ebenfalls an einen so tiefen Punkt wie Leonie zu geraten, steigerte sich täglich. Wöchentlich besuchte ich meine Ärztin, die mein

Gewicht kontrollierte. Verschiedene Schlüsselmomente und nicht zuletzt die große Hoffnung, mit einer Gewichtszunahme auch Leonie motivieren zu können, waren ausschlaggebend für meine rasche Genesung. Doch meine positive Entwicklung und die neue Lebensmotivation konnten Leonie kein bisschen helfen. Zu lange schon war sie Gefangene der Magersucht.

Und alle Zeit, die nicht mit dem Herzen wahrgenommen wird, ist verloren wie die Farben des Regenbogens für einen Blinden oder das Lied eines Vogels für einen Tauben.
Michael Ende (in »Momo«)

Ich bin krank

Selbst nach der ersten Woche im Spital wollte ich nicht wahrhaben, dass ich krank war, dass ich Hilfe brauchte, auch wenn ich mich noch so zittrig und schwach fühlte. Ich nahm zwar 200 Gramm zu, doch verlangt gewesen wären 700 Gramm.

Und dann, mit einem Mal geschah eine Wende. Ich las auf meiner Krankenakte großgeschrieben die Worte »Anorexia nervosa«. In meinem Kopf begann es zu drehen, und ich fragte mich, ob ich wirklich diese Krankheit hatte. Konnte es sein, dass ich magersüchtig war? Dass ich mein Spiegelbild so falsch wahrnahm und mich bloß als dick empfand? War ich endlich genug dünn, um ein fröhliches und leichtes Leben zu beginnen? Ich machte mir viele Gedanken und ließ mir nochmals all die Worte meiner Familie durch den Kopf gehen. Sooft schon hatten sie mir gesagt, dass ich krank sei, und sooft schon wurde ich auf meinen mageren Körper angesprochen, auf meinen toten Ausdruck und meine offensichtliche Essstörung.

Tagebucheintrag vom 25. Oktober 2009:
Ich stehe in Unterwäsche vor dem Spiegel. Mir gegenüber zeigt sich ein unsicheres und dickes Mädchen. Ich mustere ihren Körper von Kopf bis Fuß. Was ich sehe, gefällt mir nicht. Die Beine sind viel zu dick und zu kurz. An den Oberschenkeln wölbt sich alles, und die Hüften sind viel zu breit. Mein Bauch wirkt überdimensional und die Arme zu muskulös. Mein Gesicht ist zu rund, und an jedem Zentimeter meines Körpers ist zu viel Masse. Ich drehe mich um und betrachte meinen Rücken. Ich ertaste meine Wirbelsäule und erschrecke über jeden einzelnen, stark hervorstechenden Wirbel, den ich berühre. Aber sehen kann ich keinen. Ich messe mit der Hand meinen Oberarm und erschrecke wieder. Ich kann mühelos meinen ganzen Oberarm mit einer Hand umfassen. Aber er sieht so dick aus! Die Rippen spüre ich deutlich einzeln, der Brustkorb fühlt sich knochig an. Und trotzdem sehe ich bloß Fett, Fett, Fett! Ein Anflug von Wahnsinn? Selbst für meine Finger schäme ich mich, obwohl diese mittlerweile sogar dünner sind als die meiner Schwester. Die Realität ist wie im Nebel verschwunden.

Mir wurde plötzlich klar, dass ich ein Problem hatte und etwas an mir ändern musste. Es kam mir vor, als ob ich aus einem Traum erwachen würde. Ich sah mit einem Mal alles ganz klar, spürte einen Hauch von Hoffnung, Kraft und Willensstärke. Ich war fest entschlossen, mein Leben zu ändern, und wollte meine von der Essstörung besetzten Gedanken vertreiben, um wieder Platz für das Schöne im Leben zu schaffen. Das schuldete ich meiner Familie, und ich wollte wieder ein guter Mensch sein. Der herrliche Blick aus dem Fenster zeigte mir, wie schön diese Erde sein konnte. Der Himmel sah wie gezeichnet aus, und die Sonnenstrahlen ließen das Wasser schimmern. Aber trotzdem war Zunehmen kein Thema. Ich wollte all meine kranken Gedanken und Zwänge bekämpfen, aber nicht auch noch das Untergewicht.

Mir ging all das durch den Kopf, was ich einmal erreichen wollte. Irgendwann möchte ich gern Flugbegleiterin werden – dieser Gedanke hatte sich immer mehr von einem geheimen Traum zu einem Ziel verdichtet. Mit rot geschminkten Lippen durch den Flughafen spazieren und die ganze Welt bereisen. Japan, New York, Ägypten, Alaska. Die aufregende Stimmung am Flughafen, wo Menschen mit schweren Koffern ankommen oder fortfliegen. Die Flugzeuge, die schönen Uniformen, diese Arbeitswelt, genau das wollte ich! Irgendwann die Liebe meines Lebens kennen lernen. Vielleicht Kinder bekommen und eine Familie gründen. Mit meiner Schwester auf Abenteuerreisen gehen, mit meiner Mutter den Zoo besuchen oder auch einfach wieder einmal ins Kino gehen. Ich sehnte mich nach dem Leben, das ich Jahre zuvor gehabt hatte – ein normales und gesundes Leben.

Trotz dieser neuen Entschlossenheit, wurde nichts leichter. Weder das Essen noch das Zunehmen. Die Angst vor dem Trinken und vor fetten Lebensmitteln begleitete mich nach wie vor. Doch blieb mir nichts anderes übrig, als an Gewicht zuzunehmen. Auf dem Balkendiagramm lag mein Gewicht schon sehr nahe an der untersten Grenze. Das übte wegen meiner panischen Angst vor der Magensonde zusätzlich großen Druck auf mich aus. Ich überwand mich, zum Frühstück einige Nüsse und das Birchermüesli, beides mit vielen gefürchteten Kalorien, herunterzuwürgen, um schnell von der Sonden-Grenze wegzukommen. Es war unangenehm und merkwürdig, nach jahrelangem Hungern und Verzichten wieder richtiges Essen im Mund zu haben. Es zu riechen, zu schmecken, zu kauen, zu schlucken. Ein richtiges Birchermüesli mit frischen Beeren und geschlagener Sahne, mit Zucker, Haferflocken und Weintrauben. Schon lange hatte ich nicht mehr so ein explodierendes Gefühl im Mund. So viele Geschmäcker war ich nicht mehr gewohnt. Was aber auch zu explodieren drohte, war meine innere Nervosität. Das Essen machte mich richtig kribblig und brachte mich manchmal bis kurz vors Durchdrehen.

Nach dem Essen lag ich meist zusammengekrümmt und heulend auf dem Bett. Mein Magen war von der Menge und der Art der Mahlzeiten überfordert, und ich bekam unerträgliche Krämpfe. Mein schlechtes Gewissen nach dem Essen quälte mich jedoch noch mehr. Stundenlang machte ich Gymnastikübungen auf dem Bett oder stieg Dutzende Male auf einen Stuhl und sprang wieder hinab, hinauf und hinab, hinauf und hinab. So lange, bis ich außer Puste war und sich meine Gedanken etwas beruhigt hatten. Bis meine Beine vor Schwäche wackelten und ich mich am Bett abstützen musste. Bis ein Teil der Kalorien wieder verbrannt war.

Manon:
Ich denke zurück an all die Male, als wir ins Spital fuhren, um Leonie zu besuchen, die erneut das Stück

Brot nicht essen wollte, und wie wir dann mit einem noch größeren Frust wieder nach Hause gefahren sind. Für eine zu lange Zeit war das der Inhalt unseres Lebens. Zu dominierend ist die Vergangenheit, das Geschehene, und zu beschäftigend sind die gebliebenen Frage- und Ausrufezeichen. Viel ist in der Zwischenzeit passiert und doch so wenig. So einiges blieb unausgesprochen, als ob in einem Protokoll viele wichtige Zeilen mit einem schwarzen Filzstift überstrichen worden wären.

Für einen gesunden Menschen ist es wohl eine leichte Vorstellung, an Gewicht zuzulegen. Die meisten würden wohl einfach zu Naschereien, feinem Gebäck oder Pasta greifen. Doch bei jemandem mit Anorexie beginnt dort die Schwierigkeit: Die Angst vor dem Essen selbst ist zu groß.

Häufig zitterten meine Hände nur schon, wenn ich die Gabel in den Fingern hielt. Als ob mein Körper mit jedem Nerv und jedem Muskel gegen das Essen ankämpfen wollte. Der Geruch oder auch nur der Anblick des vollen Essenstabletts widerte mich an. Es war mir einfach nicht möglich, das Essen anzunehmen. Vom gemischten Salat konnte ich jenen Teil ohne Öl versuchen und manchmal auch vom gedämpften Gemüse oder von den Kartoffeln.

Ich schämte mich sehr dafür, dass ich aß. Es kam mir vor, als ob ich mich selbst hinterginge und einen Teil von mir selbst dabei verlöre. Andauernd musste ich vor den Spiegel stehen, um meinen Körper zu betrachten. Ich empfand mich noch immer als viel zu dick. Meine Arme, meine Beine, mein Gesicht, alles war so schrecklich fett! Ich fühlte mich von allen hintergangen. Da waren keine Rippen und Stelzenbeine – alle logen mich an! Es kam mir vor, als ob ich unnötig ein Spitalbett besetzen würde. Es gäbe Leute, die diesen Platz wirklich nötig hätten.

Meine Familie litt sehr unter der Situation und bemühte sich stets, stark zu bleiben. Manon machte in dieser Zeit selbst eine schwierige Phase durch. Um sich ganz der Musik hingeben zu können, hatte sie sich entschließen müssen, ihre kaufmännische Lehre wieder abzubrechen – zusammen mit dem Jazz-Vollzeitstudium war es einfach zu viel. Das war ihr nicht leichtgefallen, und auch sie hatte viel zu viel an Gewicht verloren und musste es wieder aufbauen. Durch meine jahrelange Essstörung hatte auch sie ihr normales Essverhalten verloren, ich weiß, dass sie das auch so sieht. Dafür machte sie mir nie Vorwürfe, doch ich selbst werde mir das nicht so schnell verzeihen können. Niemals aber habe ich sie mit meinem Problem beeinflussen wollen.

Manon:
Nur schon wenn ich das Wort »Spital« höre, überfällt mich eine Müdigkeit, dass ich für die nächsten 24 Stunden durchschlafen könnte. Ich ging davon aus, dass wir meine Schwester nach zwei Wochen wieder nach Hause holen würden. Nun, auch an diesem Punkt habe ich mich geirrt. Es folgten sechs lange, harte Monate, und es schien, als ob es für uns keinen Ausweg aus dieser Hölle geben würde. Täglich fuhren wir zu ihr, setzten uns für eine Weile auf ihr Krankenbett und versuchten, ihr mit

letzter Kraft gut zuzureden. Lange teilte sich Leonie das Zimmer mit einer alten, demenzkranken und oft sehr mürrischen Frau, die uns unsere Besuche bei Leonie nicht gerade erleichterte. Zu sehen, was Leonie sich und ihrer Familie zumutete, nur um ihre mageren 32 Kilo behalten zu können, ließ mich erkennen, welche Macht solch eine Suchtkrankheit ausüben kann.

In den ersten Wochen im Krankenhaus entwickelte sich auch einiges Schönes. Ich begann das Leben zu vermissen, wollte frische Luft atmen und mich wieder mit Leuten treffen können. Freunde hatte ich gar keine mehr. Zu sehr hatte ich mich zu Hause verkrochen und mich seit langem zu wenig um meine Bekanntschaften gekümmert. Doch plötzlich zeigten alle ihre Anteilnahme und ihr Interesse an mir. Meine Großmutter väterlicherseits, Hella, schrieb mir Karten, meine Verwandten und Freunde von Mama kamen mich besuchen und sprachen mir viel Lebensmut zu. Es war schön, zu spüren, dass ich geliebt und vermisst wurde. Es machte mir Hoffnung, dass ich nicht allein durch diese Krankheit gehen musste.

Die Anorexie ist wahrscheinlich nur von jenen wirklich zu verstehen, die selber an einer Essstörung leiden oder litten. Viele glaubten, mich zum Essen zwingen oder überreden zu können. »Nimm doch einfach das Dessert oder trink die Vollmilch« – als ob das so leicht wäre! Anorexie ist eine Suchtkrankheit und lässt einen nicht mehr klar denken. Das Hungern ist wie eine Droge, so wie der Alkohol für Alkoholiker oder die Spielkonsole für Spielsüchtige. Man kommt nicht einfach davon los. Und will das auch gar nicht.

Der Durst der Seele ist qualvoller als der Durst, der sich mit Getränken stillen lässt, und die Angst der Seele ist qualvoller als die Sorge um die Sicherheit des Leibes.
Khalil Gibran

Zwangsernährt

Es hätte eigentlich zum Konzept gehört, dass die Magersüchtigen gemeinsam zu Mittag essen. Lange Zeit war ich aber die einzige Anorexie-Patientin im Spital. Als mir an einem Morgen die Ernährungsberaterin von einer zweiten Patientin berichtete, geriet ich in Panik. Noch nie hatte ich jemanden mit derselben Krankheit kennen gelernt. Wie würde ich es bloß aushalten, jemanden zu sehen, der dünner war als ich? Was sollte ich zu ihr sagen? Wie alt war sie? Ich war schrecklich nervös und hatte Angst vor der Begegnung mit ihr.

Am Mittag wurde ich von der Krankenschwester abgeholt und traf im Flur auf die neue Patientin. Wir blickten uns unsicher in die Augen und schlossen gleich Freundschaft. Sie hieß Franziska und war zwischen 35 und 40 Jahre alt. Ich habe sie nie nach ihrem wirklichen Alter gefragt. Sie litt bereits seit zwanzig Jahren an der Magersucht und versuchte seit langer Zeit, sie zu bekämpfen. Ihr Gesicht war schneeweiß, eingefallen. Ihr Körper wirkte zerbrechlich wie Glas. Sie schien genauso nervös zu sein wie ich. Doch wir fühlten uns voneinander verstanden. Beinahe wie Schwestern. Trotzdem war es offensichtlich, dass wir uns gegenseitig musterten und Vergleiche anstellten. Ich fühlte mich neben ihr unwohl, wie ein Walross oder ein Elefant. Für ihre dürren Arme und Beine beneidete ich sie.

Auf dem Weg zum Mittagessen umschmeichelten wir uns gegenseitig mit Komplimenten. »Du bist ja so zierlich und abgemagert, du wiegst sicher viel weniger als ich«, das war unsere Art von Anerkennung. Krank. Ihr BMI lag bei 14, also hatte sie im Verhältnis zu ihrer Körpergröße etwas mehr Gewicht als ich, was ich kaum glauben konnte. Es war merkwürdig, jemanden mit derselben Krankheit kennen zu lernen. Jemand, der dieselben Gedanken hatte wie ich. Wir quatschten den ganzen Mittag und erzählten uns gegenseitig unsere Geschichten und Empfindungen. So viel hatten wir gemeinsam. Auch sie fühlte sich andauernd aufgebläht und traute sich nicht zu essen. Wir lachten über unsere absurden Tricks, die Kalorien zu verbrennen oder das Essen verschwinden zu lassen. Wir saßen im selben Boot und genossen es, für einen Moment nicht alleine rudern zu müssen.

Für meine Gesundung war es aber kaum förderlich, mit ihr zusammen zu sein. Es war zwar sehr schön, sich verstanden zu fühlen, jedoch fiel mir das Essen in ihrer Gegenwart gleich noch viel schwerer. Mittags saßen wir beide vor dem Tablett und verzogen die Gesichter. Sie erzählte mir, dass sie sich beinahe ausschließlich von Ensures ernährte und nur morgens vielleicht ein kleines Brötchen aß, das sie in kleinsten Bissen hinunterwürgte. Und auch sie brauchte für eine Mahlzeit eine halbe Ewigkeit.

Trotzdem tat es gut, mich mit Franziska ehrlich austauschen zu können, und wir machten uns weiterhin gegenseitig viele Komplimente.

Wenn ich aber ehrlich bin, kann ich den Kontakt zwischen Menschen, die an Anorexie erkrankt sind, nicht empfehlen. Die Konkurrenzgefühle und die Vergleiche sind ein Teil der Krankheit. Besser ist es, mit jemandem Zeit zu verbringen, der das Essen liebt, wie man es selbst sollte. Gemeinsam mit so jemandem zu essen, ist zwar schwierig, aber das ist es ja, was man wieder lernen muss – was ich unbedingt wieder lernen sollte. Und ich war so weit weg davon.

Dann erlebte ich diese besondere Nacht, eine Nacht, die mir ewig in Erinnerung bleiben wird. Körperlich fühlte ich mich abgemagert und kaputt. Es war einer der wenigen Momente, wo ich meine Grenzen spürte. Mir war eiskalt, die Druckstellen schmerzten fürchterlich, ich hatte das Gefühl, meine Beckenknochen würden noch stärker hervortreten als sonst. Ich lag flach im Bett und konnte mich kaum bewegen. Der ganze Raum schien sich zu drehen, und mit einem Mal spürte ich eine riesige Angst. Ich fasste mir an den Hals, um meinen Herzschlag und meinen Puls zu fühlen. Er war langsam und schien mir sehr schwach zu sein. Irgendetwas stimmte nicht… In diesem Moment überfiel mich eine schreckliche Traurigkeit, wie ich sie kaum beschreiben kann. Langsam lief eine Träne meine Wange herunter.

In dieser Nacht würde ich sterben. Ich war mir ganz sicher, dass ich sie nicht überleben und am nächsten Morgen nicht mehr erwachen würde. Dass mein Herz im Schlaf zu schlagen aufhören und das Leben von mir Abschied nehmen würde. Mein Leben schien wie ein Film nochmals an mir vorbeizuziehen. Ich sah das bezaubernde Gesicht von Manon, das liebevolle Lächeln meiner Mutter und den warmen Blick meines Vaters vor mir. Ich sah uns alle zusammen lachen, wir hatten einst so schöne Zeiten. Dann stellte ich mir ihre Gesichter vor, wenn sie erfahren würden, ich sei gestorben. Wie sie an meinem Sarg stehen und mir weinend die letzten Blumen überreichen würden. Steif lag ich im Bett, spürte eine weitere Träne fließen und konnte nicht einmal meinen Arm heben, um sie wegzuwischen. Ich hatte schreckliche Angst, die Augen zu schließen. Da gab es für mich nur noch eine Möglichkeit. Unter größter Anstrengung gelang es mir immerhin, die Arme auf die Decke zu legen, sodass die weit geöffneten Hände mit den Handflächen nach oben zeigten. Ich sprach leise zu Gott von meiner Angst und meiner Hilflosigkeit, dann begann ich zu beten: »Bitte, bitte, lieber Gott, gib mir noch eine Chance, lass mich nicht in Stich, und nimm mich bitte in deinen Schutz. Ich kann nicht mehr. Bitte nimm mir diese Krankheit und lass mich leben. Lass meine Familie wieder glücklich werden. Verzeih mir meine Fehler und mach aus mir einen guten Menschen… Amen.« Für mich war es die Hoffnung auf ein Wunder.

Ob es ein Wunder war, dass ich am nächsten Morgen wieder erwachte, oder ob ich mir alles lebensbedrohlicher ausgemalt hatte, als es war, weiß ich nicht. Doch an jenem Morgen fühlte ich große Dankbarkeit, eine weitere Chance bekommen zu haben. Und vor allem neuen Ansporn, mein Problem in den Griff zu bekommen. Die Magersucht hinter mir zu lassen und ein neues Leben zu beginnen.

Von dieser Nacht hatte ich damals niemandem erzählt. Ich wollte meiner Familie nicht noch mehr Kummer bereiten, und für die meisten anderen hätte es wohl zu melodramatisch geklungen. Ich behielt es also für mich, versuchte aber, diese Nacht als ein Schlüsselerlebnis zu sehen.

An Gewicht zuzunehmen, gelang mir in den nächsten Tagen dennoch nicht. Trotz den Birchermüeslis und den Nüssen sank die Zahl auf der Waage stetig. Es war mir unerklärlich, denn ich hatte mir beim Essen so viel Mühe gegeben. Ab einem gewissen Untergewicht braucht der Körper sehr lange, um sich wieder an Lebensmittel zu gewöhnen und diese aufzunehmen. Die plötzliche Kalorienzufuhr treibt den Stoffwechsel stark an, allerdings ohne dass man dabei gleich Gewicht aufbauen würde.

Eines Morgens, als ich gewogen wurde, kam dann der große Schock. Die Krankenschwester blickte mich mitfühlend an und sagte leise: »Nun wird es passieren – 30 Kilo.« Mein Gewicht war auf der Gewichtskurve in den untersten Balken geraten. In den Balken, der bedeutete, dass man eine Magensonde bekam und zwangsernährt wurde. Angst, Panik, Wut, Verzweiflung, eine Wucht an Emotionen überkam mich. Die Vorstellung, mein Gewicht nicht mehr selbst steuern zu können, war nicht nur unheimlich, es war der blanke Horror.

Kurz vor Mittag kamen die Krankenschwester und ein Assistenzarzt in mein Zimmer. Es war klar, dass sie mir nun die Sonde legen würden. Schon als ich den Schlauch und das ganze Material sah, lief es mir kalt den Rücken hinunter. Die

Sonde wurde mir durch die Nase geführt und dann durch die Speiseröhre direkt in den Magen. Alle erzählten mir, dass das Legen der Sonde etwas unangenehm, aber überhaupt nicht schmerzhaft sei. Oh doch, es war schmerzhaft. Den Kopf hielt ich nach hinten gebeugt und musste mich stillhalten. Als der Assistenzarzt den Schlauch einzuführen begann, spürte ich jeden Nerv in meiner Nase. Ich wollte weinen und flüchten, stattdessen hielt ich mich krampfhaft am Bettgestell fest. Es fühlte sich an, als ob sie meinen Kopf durchbohren wollten. Als die Magensonde dann endlich richtig lag, wurde sie mit Klebeband an meinem Gesicht befestigt. Beim Schlucken spürte ich einen stechenden Schmerz, als ob eine riesige, spitze Nuss im Hals stecken würde. Mein Kopf begann zu dröhnen, und ich fühlte mich steif wie ein Stock. Am liebsten hätte ich den Schlauch einfach wieder herausgerissen und wäre schreiend nach Hause gerannt. Künstlich ernährt zu werden, war für mich unglaublich beschämend. Nun hatte ich auch noch die letzte Würde verloren.

Am ersten Tag bekam ich 500 Milliliter von der Sondennahrung. Ein Beutel enthielt an die 700 Kalorien und 26,5 Gramm Fett. Mein Blick fixierte diesen Beutel, und ich sah hilflos zu, wie ich gemästet wurde. Durch die Magersucht war mein Körper so ausgetrocknet, dass er Flüssigkeit aufsog wie ein Schwamm. Somit nahm ich mit der Sonde ziemlich schnell zu. Bis zu 600 Gramm über Nacht, was mir psychisch große Mühe bereitete. Manchmal war es kaum auszuhalten. Ich aß tagelang keinen Bissen, und meine Angst vor fester Nahrung wurde sogar noch größer. Obwohl die Ärzte klar sagten: »Sie müssen essen, auch mit der Sonde«, war es mir nicht möglich, nicht mal einen Schluck Wasser konnte ich zu mir nehmen. Es ging einfach nicht, unvorstellbar.

Ich halte die Magensonde nicht für eine Lösung gegen die Anorexie. Selbstverständlich ist sie eine sichere und gute Maßnahme bei einem gefährlich tiefen Gewicht, wenn es darum geht, dem Körper wieder das Notwendigste zu geben. Jemand mit einer Essstörung braucht jedoch viel Zeit und viele kleine Schritte, um sich wieder an »normale« Lebensmittel, ein »normales« Essverhalten zu gewöhnen. Mit einer Sonde wird einem hingegen das Essen abgenommen. Was ich damit sagen will: Sich zum Essen zu überwinden, den Druck vor und nach dem Essen auszuhalten, ist ein wichtiger Teil der Therapie. Damit muss man lernen klarzukommen, und es führt kein Weg daran vorbei, das ganze Gefühlschaos dabei zu ertragen. Man kann auch keinem Drogensüchtigen den Entzug abnehmen. Da muss er einfach durch, muss lernen, damit umzugehen. Während einer Ernährung durch die Sonde wird dieser Lernprozess gestoppt.

Hallo liebes Tagebuch,
heute ist der 17. November 2009, und ich wiege 31 Kilo. Seit gestern werde ich mit der Magensonde künstlich ernährt. Ich fühle mich nicht mehr menschlich, es ist, als ob ich wie eine Gans gemästet werde und darauf warte, geschlachtet zu werden. Der Schlauch in meinem Hals brennt wie Feuer, und meine Wirbelsäule sticht schmerzhaft heraus. Seit ich die Sondennahrung erhalte, rebelliert mein ganzer Organismus. Ich fühle mich so schwach und zitterig wie schon lange nicht mehr.

Ich brauchte heute Hilfe, um auf die Toilette zu gehen, meine Beine konnten meinen Körper nicht mehr tragen. Meine Arme fühlten sich so leer und kraftlos an, dass ich es kaum schaffte, sie zu heben. Heute liege ich einfach flach im Bett. Es ist mir sogar zu anstrengend, etwas zu lesen oder fernzusehen. Ich blicke einfach stumm aus dem Fenster und wünsche mir, aus dem Albtraum zu erwachen.
Da ich heute sehr unstabil bin, lassen mich die Ärzte nicht einmal mehr aufstehen. Ich musste sogar meine Zähne, mit Hilfe der Krankenschwestern, im Bett putzen. Durfte keine überflüssige Bewegung machen, um mein Herz und meinen Körper zu schonen. Stündlich kam eine Krankenschwester vorbei und hielt mir eine Tasse Tee vor die Nase. Ich musste sie vor ihr austrinken, da sie vermuteten, ich würde das Trinken allein nicht schaffen. Werde ich nun doch schon sterben?
Als Mama und Manon mich heute besuchen kamen, wurde ich im Rollstuhl ins Besuchszimmer geschoben. Ein Infusionsständer mit dem Sondenschlauch begleitete mich. Es war so beschämend. Ich fühle mich einfach elend. Traurig und verzweifelt. Als ob nie wieder ein Licht am Ende des Tunnels aufleuchten würde. Ich weiß nicht, wie aus diesem Teufelskreis ausbrechen…
Ich möchte endlich ein freier, gesunder Mensch sein. Und meiner Familie wieder Gutes tun können.

Einige Tage später ging es mir besser. Die schweren Tage waren bereits vergessen, und die Anorexie gewann erneut an Macht.

Es war sehr schwierig, mich und mein Gewicht auszuhalten, da ich mit der Sonde schnell zunahm. Gegen die Stressgedanken halfen bloß meine kleinen Tricks. Es klingt absurd, doch Zunehmen war nur dann erträglich, wenn ich alles dagegen unternahm. Zwanghaft machte ich jede Stunde Gymnastikübungen auf dem Bett. Für meine jeweilige Zimmergenossin sah es bestimmt lächerlich aus, wie ein spindeldürres Mädchen wild auf dem Bett herumzappelt. Zudem trug ich, außer wenn ich Besuch hatte, nur leichte Kleidung, damit mein Körper immer etwas unterkühlt war und somit viele Kalorien verbrauchte. Morgens holte ich mir beim Teewagen zwei Handvoll Süßstoff und lutschte ihn tagsüber wie Bonbons. Eigentlich war es mir verboten, ihn oder auch Grüntee, Kaffee oder Kaugummi zu mir zu nehmen, da all das die Verdauung anregt und den Gewichtsverlust begünstigt. Aber ich schob mir das Verbotene unters T-Shirt und schmuggelte es ins Zimmer. Es war nicht einmal nur meine Sucht, es war mir auch so langweilig, dass es Spaß machte, gegen die Regeln zu verstoßen. Auch zu Kaugummi bin ich immer wieder gekommen, indem ich Mitpatientinnen darum bat, mir vom Kiosk welchen mitzubringen.

Diese Tricks waren eigentlich Zwänge. Seit Jahren machte ich nach dem Essen dieselben Turn- und Gymnastikübungen und kaute pausenlos auf Kaugummis herum. Sich an diesen Ritualen festzuhalten, gehört genauso zur Magersucht, wie nichts zu essen. Ich suchte ständige neue Möglichkeiten, die Gewichtszunahme zu verhindern. Ich wusste zwar, dass das Zunehmen kaum aufzuhalten war, trotzdem musste, musste, musste ich alles versuchen, es zu verhindern.

Eines Nachts hatte ich die dümmste Idee. Ich lag wütend im Bett, starrte genervt zum Beutel mit Nahrungsflüssigkeit, der an einem Ständer neben dem Bett befestigt war. Ich hörte, wie er Tropfen um Tropfen Kalorien in die Sonde transportierte, und versuchte, sie mit einem durchdringenden Laserblick zu vernichten. Klappte nicht. Also packte ich den Ständer und rollte ihn zur Tür. Vorsichtig blickte ich über den langen Spitalgang, um zu sehen, ob die Luft rein war. Es hätte Ärger geben, wenn mich jemand gesehen hätte, da mir strenge Zimmerruhe verordnet war. Ich hatte Glück – keine Menschenseele weit und breit. Schnell und leise ging ich durch den Flur und schloss mich in der großen Toilette ein. Dort schraubte ich den Sondenbeutel auf und kippte fast die ganze Flüssigkeit ins Lavabo. Erst dachte ich, ich sei besonders schlau. Doch es endete selbstverständlich blöd. Die Betriebszeit der Sonde war haargenau berechnet. Um sieben Uhr morgens hätte der Beutel leer sein müssen. Doch da ich die Entleerung beschleunigt hatte, piepste das Gerät bereits um ein Uhr nachts. Die herbeigeeilte Nachtschwester war zuerst irritiert, blickte mich dann misstrauisch an. Wahrscheinlich war ich nicht die Erste, die die Nahrung weggeschüttet hatte. Ich tat unschuldig und stellte mich unwissend. Sie hängte den Beutel ab und ließ mich in Ruhe. Am nächsten Morgen kontrollierte man die Sonde genauer und stellte fest, dass daran manipuliert worden war. Natürlich wussten sie, dass ich dafür verantwortlich war. Eine Schwester reinigte den Schlauch in einer Prozedur, die mir Ewigkeiten zu dauern schien, und setzte mir dann wortlos einen neuen Beutel an. Ich kam mir wie eine totale Idiotin vor. Gleichzeitig war mir das Ganze schrecklich peinlich.

Der Mensch darf niemals aufhören, Mensch zu sein.
Albert Schweitzer

Therapie

Am 23. November 2009 hatte ich das Mindestgewicht von 34 Kilo erreicht und galt als therapierbar. So wurde ich eine Woche später aus dem Regionalspital entlassen und in eine Klinik überwiesen, die auf die Behandlung von Menschen mit Anorexia nervosa und Bulimie spezialisiert ist. Ich war schrecklich nervös und hatte Angst vor dem, was dort auf mich zukommen würde. Am Vormittag packte ich meine sieben Sachen und verabschiedete mich vom Pflegepersonal und den Ärzten. Von der Psychiaterin und der Ernährungsberaterin. Auch von der grässlichen Sonde verabschiedete ich mich. Ich durfte sie an diesem Tag selber rausziehen. Das war weniger schlimm als das Legen, aber auch nicht gerade angenehm. Mit einem Lächeln warf ich sie in den Mülleimer: »Auf Nimmerwiedersehen!«, murmelte ich.

Am Mittag holte mich meine Mutter ab und fuhr mich nach Hause, damit ich noch einige Kleidungsstücke holen konnte. Es war alles andere als leicht, bloß für eine Stunde in der geliebten Umgebung, meinem Zuhause, zu sein und dann wieder gehen zu müssen. Im Spital hatte ich pausenlos unter großem Heimweh gelitten. Um 14 Uhr trat ich in die Klinik ein. Ich wurde vom Pflegepersonal und der Leiterin gut aufgenommen. Ich bekam ein Doppelzimmer, war aber zu Beginn noch allein. Im Zimmer gab es einen großen Kleiderschrank, einen Arbeitsplatz, ein eigenes Waschbecken und ein Bett. Ich packte meine Kleider aus und versuchte, es mir ein wenig gemütlich zu machen.

Die ersten Stunden blieb ich im Zimmer. Ich war noch nicht bereit, auf die anderen Magersüchtigen zu treffen. Und als ich mich dann hinaustraute, war es merkwürdig, mit so vielen fremden und vor allem dünnen Mädchen und Frauen unter einem Dach zu sein, auf so engem Raum zusammenzuleben. Ich fühlte mich schrecklich unwohl und ging auf Distanz. Meistens hockte ich einfach zusammengekauert auf einem Stuhl und blickte zum Fenster hinaus. Es schneite häufig, was mich noch trauriger stimmte. Der Winter ist für mich die schönste Jahreszeit, und jetzt konnte ich sie nicht mal richtig erleben.

Von einer Betreuerin erhielt ich ein Blatt mit dem Wochenplan und den Hausregeln. Ich erschrak, als ich die begrenzten Besuchszeiten sah. Oft durfte erst am Abend Besuch empfangen werden, und auch das bloß bis um acht. Die Betreuerin erklärte mir nochmals den genauen Ablauf der Therapie.

Die Therapie bestand aus vier Phasen. Die erste Phase dauerte zwei Wochen, in denen man sich in der Klinik einleben konnte. Die ersten sieben Tage sollte man das Gewicht halten, danach musste man pro Tag hundert Gramm zunehmen. Beim Essen bekam man eine halbe Portion, was im Vergleich zu den normalen Portionen ziemlich wenig war. Es war erlaubt, täglich zweimal in Begleitung dreißig Minuten spazieren zu gehen. Dann standen je einmal Kunsttherapie und Körpertherapie in der Gruppe auf dem Wochenplan sowie zweimal ein Einzel-Therapiegespräch. Einmal wöchentlich musste man zur ärztlichen Kontrolle ins nahe Spital, wo jedes Mal Blut genommen, das Gewicht gemessen und ein Gesundheitscheck gemacht wurde.

In der zweiten Phase stieg man auf normale Portionen um und ging zusätzlich einzeln in die Kreativtherapie. Am Wochenende durfte man einmal für drei Stunden nach draußen. Selbstverständlich nur in Begleitung.

In der dritten Phase durfte man dann sein eigenes Geschirr wegräumen und dafür sorgen, dass immer frischer Tee auf den Tischen stand. Solche Dinge waren in den ersten Phasen streng verboten. Man bekam auch etwas mehr Ausgangsgelegenheiten und durfte übers Wochenende nach Hause, um sich langsam wieder an die normale Umgebung zu gewöhnen. Je nach Möglichkeit konnte man sogar ein Praktikum machen. Die Klinik bot zum Beispiel Praktika in einem Blumengeschäft oder in einem Kindergarten an.

War man in der vierten und letzten Phase, hatte man wieder ein normales Körpergewicht erreicht, aß anständig und machte psychische Fortschritte. Einmal in der Woche durfte man dann für die anderen kochen und des Öfteren nach Hause.

Schon bald lernte ich eine junge Frau kennen, die sich in der vierten Phase befand, kurz vor dem Austritt stand und überglücklich war. Sie wirkte so, als ob sie Frieden mit sich selbst geschlossen, ihren Körper akzeptieren gelernt und sogar den Genuss beim Essen wiederentdeckt hätte. Sie hatte es nach sehr langer Therapie in der Klinik wirklich geschafft. Dafür habe ich sie sehr bewundert. Es war eindrücklich für mich, zu sehen, dass man es bis zur vierten Phase schaffen konnte, trotzdem war die Vorstellung, selber gesund zu werden, zu weit weg von meiner Realität.

Im Wochenplan waren das Gruppenprogramm, die Esszeiten und die Pausen klar eingetragen. Fünfmal wöchentlich gab es eine Essnachbesprechung. Man saß mit der Gruppe zusammen, deklarierte haargenau, was und wie viel man gegessen hatte, und gab gegenseitig Kritik und Kommentare ab. Das Gruppenprogramm bestand aus Körpertherapie, Kreativtherapie, mehreren Gruppengesprächen und Psychodidaktik.

Bei der Körpertherapie saßen wir in einer kleinen Sporthalle und machten verschiedene Übungen. Manchmal massierten wir uns gegenseitig mit einer weichen Kugel, um unseren Körper wieder besser zu spüren, oder wir tanzten zu verrückter Musik. Viel bewegen durften wir uns natürlich nicht, aber es war ein angenehmer Ausgleich. Bei der Kreativtherapie ging es meist um den Ausdruck von Gefühlen. Man durfte seiner Fantasie mit Farbe und Material freien Lauf lassen. Die verschiedenen Ergebnisse der Mädchen waren sehr interessant. Die Depressiven zeichneten meist düstere und fast beängstigende Bilder, und die bereits Glücklicheren gestalteten etwas Farbenfrohes und Leichtes. Ich beschäftigte mich meistens mit Ton und machte daraus Weihnachtsgeschenke für meine Familie, oder ich zeichnete große Kirschblüten, die mich an Japan denken ließen. Die Bilder hängte ich in meinem kahlen Zimmer auf, um mich für meine Traumreise nach Asien zu motivieren. Für so eine Reise braucht man ja viel Kraft, und die bekam ich nur, wenn ich gesund wurde.

Bei den Gruppengesprächen saßen alle in einem Kreis und sprachen über ihre Ängste, Gefühle und Probleme, aber auch über Freuden. Wir hörten einander zu und versuchten uns gegenseitig zu helfen.

Bei der Psychodidaktik schließlich saß die Leiterin der Klinik mit uns zusammen, und wir besprachen, was man an der Therapie verbessern könnte. Einmal bekamen wir ein Schock-Video über Osteoporose zu sehen. Darin wurde eine junge Frau gezeigt, die als Folge ihrer jahrelangen Anorexie an Knochenschwund litt und schon um zehn Zentimeter kleiner geworden war. Sie konnte kaum noch gehen. Ihr Oberkörper wurde durch eine Art Korsett gestützt, damit sie ihre zerbrechliche Wirbelsäule überhaupt aufrecht halten konnte. Den meisten ging dieser Film ziemlich unter die Haut, doch bei anderen und auch bei mir löste er nicht viel aus. Es machte mich zwar traurig für die Frau, doch nicht nachdenklich in Bezug auf mich und meine Gesundheit. Es hatte nichts mit mir zu tun. Ich kannte ja die Folgen der Anorexie schon lange, aber ich war viel zu sehr in meiner Krankheit gefangen, um mich von der Vernunft lenken zu lassen. Und tief in meinem Innersten war ich noch immer nicht überzeugt, magersüchtig zu sein. Also brauchte ich auch keine Angst vor den Folgen zu haben.

Die stationäre Therapie tat manchen Patientinnen und ihren Angehörigen gut, mir aber leider nicht. Es gelang mir wie gesagt noch immer nicht wirklich, meine Magersucht anzuerkennen. Ich fühlte mich in der Gruppe nicht aufgenommen und einsam. Mit dem Essen der Klinik hatte ich große Mühe, und ich sehnte mich sehr nach meiner Familie und meinem Zuhause. Zu essen bekamen wir das, was gesunde Menschen so essen: Brot, Käse, Konfitüre, Butter, Salat – mit Öl an der Sauce! –, Quark, Desserts. Da ich in der ersten Phase die halbe Portion schon nicht schaffte, erhielt ich dieselbe Menge auch noch in der zweiten. Ich fürchtete mich so sehr vor dem Essen. Ich wollte es nicht einmal ansehen, fühlte mich vom Geruch angewidert und weigerte mich oft, auch nur einen Bissen anzurühren. Manchmal überkamen mich die Angst und der Ekel vor dem Essen so sehr, dass ich am Tisch zu weinen begann. Ich konnte einfach nicht. Ich schöpfte mir meist etwas von der Bouillon, die mir aber schon allein wegen der Fettaugen Mühe bereitete. Dann würzte ich sie mit schwarzem Pfeffer, bis mein Hals vor Schmerzen brannte. Als es die anderen Mädchen merkten, blickten sie mich verdutzt an, nahmen mir den Pfeffer weg und ließen ihn vom Pflegepersonal wegschließen.

Ich weiß nicht, weshalb ich diese neue Form von Selbstverletzung gesucht habe. Ich war wohl einfach noch nicht bereit, gesund zu werden, mich für das Leben zu entscheiden.

In dieser ersten Zeit des Klinikaufenthalts machte ich keine Fortschritte und zeigte mich von der sturen Seite. Ich verlor wieder an Gewicht, fühlte mich traurig und verlassen. Damit das Pflegepersonal nichts mitbekam, schüttete ich heimlich Essen in den Müll oder versuchte verzweifelt, mit einer Serviette die kalorienreichen Saucen wegzutupfen. Im Zimmer hatte ich Kaugummi und Süßstoff versteckt, und die Ensures, die ich täglich trinken sollte, leerte ich ins Waschbecken.

Doch dann geschah etwas: Einige Mädchen und ich gingen zu einer Weihnachtsfeier im nahen Spital. Wir saßen in einem kleinen warmen Saal, der mit Hunderten roten Weihnachtssternen und einem grünen Tannenbaum geschmückt war, der silbern und golden funkelte. Leise Harfenmusik spielte im Hintergrund. Auf einem kleinen Podest stand ein Priester, der von Schutzengeln erzählte und allen Patienten Mut zu machen versuchte. Im Raum standen viele Stühle, doch bloß auf jedem zehnten saß jemand. Die meisten sahen traurig und krank aus. Der Raum war voll Verzweiflung und Wehmut. Und dann trat mitten in der Predigt ein Mann herein. Er war groß, kahlköpfig und trug ein langes Patientengewand mit einem Mundschutz. Er schob einen Infusionsständer mit sich, an den mindestens sieben Schläuche angehängt waren. Sein Körper war dürr und sein Gesicht blass. Doch seine Augen strahlten vor Lebenswillen und Mut. Er setzte sich fünf Stühle neben mich und hörte der Predigt zu.

Da saßen wir magersüchtigen Mädchen nun neben einem krebskranken Mann. Einem Mann, der mit ganzer Kraft versuchte zu überleben. Ich schämte mich in Grund und Boden. Ich hatte die Chance zu leben und nutzte sie dennoch nicht.

Diese Begegnung rüttelte mich einmal mehr wach, und nach all den vielen Therapie-Wochen begann ich mich nun mit dem Gedanken und vor allem dem Wunsch auseinanderzusetzen, wirklich gesund zu werden. Am nächsten Morgen biss ich nach vielen Jahren zum ersten Mal wieder in ein Stück Brot. Es war ungewohnt, etwas unheimlich und doch nicht ganz so schlimm, wie ich befürchtet hatte. Mein Bauch platzte nicht gleich aus allen Nähten, und am nächsten Tag wog ich auch nicht gleich ein halbes Kilo mehr. Eine Hürde war überwunden und führte mich langsam zur nächsten. Ich versuchte ernsthaft, mich zu bessern und mir langsam ein Leben ohne Anorexie vorzustellen. Ein Leben in Frieden und vor allem in Gemeinschaft mit meiner wunderbaren Familie.

Achte auf das Kleine in der Welt, das
macht das Leben reicher und zufriedener.
Carl Hilty

Weihnachten

24. Dezember 2009, sieben Uhr morgens, 32,5 Kilo. Ich stand am Fenster in der Klinik und blickte in die weiße, kalte Außenwelt hinaus. Die Morgendämmerung und die Eisblumen am Fenster ließen mich ruhig werden. Ein warmes Gefühl umarmte mich. Weihnachten! Ich dachte an den Klang von Weihnachtsglocken, an fliegende Rentiere, goldenes Engelshaar, Zimt und Nelkenduft, an grüne Tannenbäume und bunte Geschenkpakete. Ich dachte an Gott und meine Familie.

Weihnachten war für mich schon immer der schönste Tag im Jahr. Das Fest der Liebe und der Freude. Dieses Jahr fühlte ich mich jedoch nicht wie ein kleines Kind, das ungeduldig und voll Vorfreude aus dem Bett hüpft. Ich fühlte eine tiefe Sehnsucht nach meiner Schwester und meiner Mutter, nach meinem Vater und meinem Zuhause.

Da heute ein besonderer Tag war, durften alle Patienten nach Hause und für einen Tag und eine Nacht in ihr normales Leben zurückkehren. Einige der Mädchen hatten sogar die Erlaubnis bekommen, über das ganze Wochenende zu bleiben, da sie sich besser ans Therapieprogramm hielten. Besser als ich. Ich freute mich darauf, dass meine Schwester und meine Mutter mich nach dem Mittagessen abholen kommen würden. Zusammen mit meinem Vater würden wir Heiligabend verbringen und feiern. Was erwartete mich? Wie würde es sein, nach Monaten endlich wieder eine Nacht zu Hause zu schlafen? So viele Stunden in der Nähe meiner Mutter und meiner Schwester sein zu können. Sie zu halten und zu drücken. Wahrscheinlich würde ich sie nie mehr loslassen wollen.

Die Morgenstimmung in der Klinik war nicht besonders feierlich. Ich wünschte zwar einigen fröhliche Weihnachten, doch da ich nicht gerade das beliebteste Mädchen der Gruppe war, waren die Reaktionen der anderen ziemlich abweisend. Sie mochten mich nicht, da ich eines der dünnsten Mädchen war und mich noch nicht bereitwillig genug gezeigt hatte zu essen. Die Konkurrenzgefühle unter Magersüchtigen sind immer irgendwie da. Alle möchten immer die dünnsten sein und stehen dauernd unter Vergleichsdruck.

Als Weihnachtsgeschenk des Pflegepersonals mussten wir ausnahmsweise nicht auf die Waage stehen. Das war wirklich ein tolles Geschenk. Das Frühstück war relativ gewöhnlich. Ich aß eine halbe Scheibe Brot und trank eine halbe Tasse Kaffee. Seit neustem strich ich eine kleine Messerspitze Konfitüre aufs Brot, damit die anderen Mädchen, die mich beobachteten, etwas Ruhe gaben. Die zwanzig Gramm Butter, das Stück Käse und die Hälfte des Brötchens wie auch die Milch ließ ich, wie immer, stehen.

Beim Znüni aß ich ein paar Trauben und trank ein halbes Glas Tee. Doch beim Mittagessen stand ich unter Schock. Die Spitalküche hatte auf unser Tablett eine große Portion voll öliger, käsiger Gemüse-Makkaroni gesetzt. Die Makkaroni trieften förmlich vor Fett. Dazu gab es einen Blattsalat mit French Dressing, zwei verschiedene Suppen, etwas Honigmelone und eine Ananas-Creme. Mir kam bereits bei diesem Anblick das Frühstück wieder hoch. Ich aß die Honigmelone und den Salat – mehr ging einfach nicht.

Ich empfand wie immer auch einen enormen Zeitdruck. Um nicht ewig beim Essen zu sitzen, durften wir für eine Mahlzeit gerade mal 45 Minuten aufwenden. Überhaupt zu essen, war schon schwierig, aber diese Mengen, die uns vorgesetzt wurden, auch noch innert so kurzer Zeit zu schaffen, schien mir ein Ding der Unmöglichkeit.

Nach dem Essen noch kurz das Essnachgespräch hinter mich bringen und mich dann schnell für meine Familie schön machen! Ich zog ein goldenes Kleid an, das mir meine Mutter gebracht hatte. Seit Ewigkeiten sah ich mal wieder richtig herausgeputzt aus. Um 14 Uhr holten mich Manon und meine Mutter ab. Wir fielen uns freudig in die Arme und wünschten uns gesegnete Weihnachten.

Eigentlich hätten wir nach Programmplan, den die Betreuer für die Patientinnen zusammengestellt hatten, direkt nach Hause gehen müssen. Doch meine Mutter überraschte mich mit einem Besuch am Weihnachtsmarkt in der Bahnhofshalle des Hauptbahnhofs Zürich. Ich freute mich riesig an dem glitzernden Swarovski-Tannenbaum und den vielen Marktständen. Wir machten einen Spaziergang durch das bunte Treiben und kauften kleine Geschenke ein. Es war einfach nur schön, ich war wie verzaubert.

Zu Hause angekommen, zogen mich Manon und Mama durch die Wohnung, als ob ich noch nie da gewesen wäre. Es kam mir alles vertraut und zugleich fremd vor. Sie hatten einen wunderschönen kleinen Tannenbaum mit goldenen und silbernen Kugeln dekoriert. Kerzen ließen alles in einem warmen und friedlichen Licht erscheinen. Die Spiegel hatten sie mit schönen Tüchern bedeckt, damit ich mich nicht darin betrachten konnte. So wollten sie mich vor mir selbst schützen. Die Räume waren mit feinen Düften gefüllt, und leise Weihnachtsmusik rundete die Stimmung ab.

Gegen Abend kam mein Vater dazu. Es war so schön, gemeinsam Weihnachten zu feiern und für einen Abend die Krankheit vergessen zu können. Wir aßen gemeinsam am Tisch, packten die Geschenke aus und hörten dabei Musik von Bobby Vinton bis zu Julie Andrews.

Das schönste Geschenk? Das Zusammensein mit meiner Mutter, meiner Schwester, meinem Vater.

Tagebucheintrag vom 24. Dezember 2009:
Mir wird dieser Abend immer in Erinnerung bleiben. Ich bin noch so gerührt und überglücklich. Ich glaube, ich fühlte mich noch nie so respektiert, verstanden und unterstützt von meiner Familie.
Mama und Manon hatten den ganzen Abend so entspannt gestaltet. Ich musste nichts machen und konnte ihnen einfach vertrauen. Sie setzten mich an einen neuen Platz am Tisch, um meine alten Gewohnheiten

zu durchbrechen. Dann servierten sie verschiedene
Gerichte, alle ohne Öl. Manon flüsterte mir immer
wieder leise und beruhigende Bemerkungen zu und
schenkte mir ein liebes Lächeln. Ich schaffte es sogar,
gar nicht so schlecht zu essen. Hoffentlich konnte
meine Familie den Abend auch richtig genießen.
Das hätten sie verdient.
Sie waren alle so perfekt. Das werde ich ihnen ewig
nie vergessen.

Am nächsten Morgen musste ich leider gleich wieder meine sieben Sachen packen und in die Klinik zurück. Das Heimweh baute sich in meinem Bauch bereits wieder auf. Schon wieder kam es mir vor, als würde man mich von daheim wegreißen. Jedoch durfte ich schon tags darauf, am 26. Dezember, noch zu einem weiteren kleinen Familienfest, auf das ich mich sehr freute. Ich spürte die Nähe zu meiner ganzen Familie so intensiv wie schon lange nicht mehr. Meine Tante, Cousins, mein Onkel, Mama und Manon, alle waren da. Die Angst, mich bei meinen Verwandten zu zeigen, war ziemlich groß. Einige sahen mich zum ersten Mal in diesem Zustand. Doch sie blickten mich mit so viel Fürsorge und Wärme an, dass es kein Problem war. Plötzlich spürte ich die Liebe und Zuneigung von so vielen Seiten. Vor allem schenkte mir Manon an diesen Tagen besonders viel Aufmerksamkeit und Nähe. Wir schmiedeten für die Zukunft die aufregendsten und verrücktesten Pläne. »Leonie, wenn du gesund bist, reisen wir zusammen um die ganze Welt. Wir steigen ins Auto und fahren einfach los.« Selbst die Vorstellung, mit Manon bloß an den See zu gehen und Enten zu füttern, begeisterte mich. Ich hatte solche Sehnsucht nach der Zweisamkeit mit meiner geliebten Schwester. Zwillinge zu trennen, ist gegen die Natur. Doch ich war irgendwie selbst schuld. Wie stark meine Schwester in dieser Zeit gewesen sein muss.

Zurück in der Klinik, war es mit der heilen Welt wieder zu Ende. Wieder drehte sich alles um die Therapie, ums Essen und Zunehmen. Aber – ich fühlte mich durch die schöne Weihnachtszeit motivierter denn je, endlich gesund zu werden und mein Problem in den Griff zu bekommen. Doch waren die Feiertage für meinen Körper zu viel gewesen? Der Weihnachtsmarkt, das Rumstehen dort in der beißenden Winterkälte, das viele Gehen, danach die Feiern mit der Familie? Jedenfalls verlor ich nun – ungewollt! – wieder an Gewicht.

Die Hoffnung ist der Regenbogen über
dem herabstürzenden Bach des Lebens.
Friedrich Nietzsche

Wieder im Krankenhaus

Es klingelte und klingelte. Als ich endlich bemerkte, dass es mein Wecker war, schaltete ich ihn schnell aus, um meine Zimmernachbarin nicht zu wecken. Es war kurz vor sieben. Mein Blick wanderte über die roten und goldenen Weihnachtskugeln, die über mir hingen. Mit der Dekoration wollte ich mir die schöne Weihnachtszeit verlängern. Draußen schneite es große Flocken, und ein winterliches Licht schien ins Zimmer. Die Rücken- und Hüftschmerzen schienen für einen Augenblick vergessen, doch plötzlich machte sich Aufregung in mir breit. Es war Dienstag, der Tag, an dem ich nach den Feiertagen das erste Mal wieder auf die Waage musste! Ich wusste, dass ich an Gewicht verloren hatte, und fürchtete mich vor dem Ergebnis. Leise, damit niemand es mitbekam, stand ich auf, bückte mich und holte unter dem Bett hervor, was ich gestern vorsorglich versteckt hatte: zwei Tassen, in denen sich rund ein halber Liter Kaffee befand. Ich trank alles aus, beruhigt, so das

Gewicht ein wenig hinaufschummeln zu können. Dann begann ich mich für den Tag frisch zu machen.

Als ich auf den Flur ging, standen die anderen Mädchen bereits in der Warteschlange. Alle waren, wie immer in diesem Moment, aufgeregt und unruhig. Als ich an der Reihe war, den Morgenmantel ablegte und vorsichtig auf die Waage trat, erschrak ich. Die Waage zeigte 30,8 Kilo an. Auch wenn ich damit gerechnet hatte, weniger als vor den Feiertagen zu wiegen, dass es so viel weniger sein würde, hatte ich nicht erwartet – da war ja schließlich auch noch der halbe Liter Kaffee! Ich hatte wieder einen BMI von 12,5. Der Betreuer seufzte unzufrieden und trug das Ergebnis ein. Ein neuer Tiefpunkt.

Mich fröstelte, und ich bekam Angst, was nun mit mir geschehen würde. Würden sie mich wieder ins Krankenhaus einweisen, oder durfte ich in der Klinik bleiben? Ich begann, bei meinen Therapeuten um eine neue Chance zu betteln. »Bitte schickt mich nicht ins Spital zurück, ich werde es besser machen, ich werde mehr essen und mehr trinken. Mich bemühen und bei der Therapie noch aktiver mitmachen!« Die Vorstellung, wieder an ein Spitalbett gebunden zu sein, war schrecklich.

Am Vormittag ging es mir nach dem anstrengenden Tagesbeginn ziemlich schlecht, und ich lag lange regungslos auf meinem Bett. Mein Gesicht sah eingefallen aus, blass und leblos. Ich fühlte mich wie eine lebende Tote.

Wie ich es befürchtet hatte, entschied sich die Klinikleitung, mich aus dem Therapieprogramm zu nehmen und wieder ins Krankenhaus zu schicken. »Wir können die Verantwortung für Sie nicht mehr tragen«, teilten sie mir mit. Meine

Mutter und meine Schwester kamen mich mittags abholen und fuhren mich ins Regionalspital. Dort wurde ich zum zweiten Mal im Notfall aufgenommen und direkt auf ein Zimmer gebracht.

Meine Mutter hatte an diesem Tag besonders viel zu tun und musste gleich wieder zur Arbeit. Aber Manon entschied sich, bei mir zu bleiben und mir in den nächsten Stunden beizustehen. In ihren Augen sah ich Tränen der Trauer und Angst. Sie lächelte mir zwar immer wieder zu und versuchte, für mich da zu sein, doch ihr Herz musste vor Sorge zerrissen sein. Sie packte meinen Koffer aus und versuchte liebevoll, das Zimmer etwas wohnlicher zu gestalten. Sie hielt meine Hand, als mir der Assistenzarzt Blut abnahm und meine Reflexe kontrollierte. Sie legte sich neben mich ins Bett und streichelte mir sanft über den Kopf. Zusammen schauten wir noch etwas fern und redeten über unsere Zukunftsgedanken. Sie war einfach da für mich. Manon, ich liebe dich.

In meinem Bauch spürte ich ein Loch, das sich mit Heimweh und schlechtem Gewissen füllte. Was tat ich meiner Familie an? Wie konnte ich bloß so schlecht und selbstsüchtig sein? Ich fühlte mich wie der größte Egoist auf Erden. Was war das, was mich so sehr in seinen Bann zog, was mich so werden ließ?

Manon:
Sie kommt auf mich zu und breitet ihre Arme aus. Sie will mich umarmen. Ich sehe zwei fahle Augen, ein blasses Gesicht, kaputtes Haar, an Armen und Händen ragen ihre Adern hervor – und dann ihr Körper! Ihre Schultern sind kantig, ihr Busen ist weg, und die Beine

erinnern mich an Flamingos. »Hallo, mein Engel«, sagt sie mit einer trockenen und kraftlosen Stimme. Sie umarmt mich. Doch ich kann ihre Geste nicht erwidern. Ich mache einen Schritt rückwärts und halte sie auf Distanz. Zu groß ist meine Angst, ihren knochigen Körper zu berühren, und in mir staut sich wieder Wut, Trauer und Verzweiflung. Das ist nicht meine Schwester, mit der ich einst das Leben bestreiten wollte und die ich von ganzem Herzen meine Seelenverwandte nenne. Daran habe ich zu zweifeln begonnen. Sie ist mir fremd geworden.

Am Abend, als Manon wieder weg war, saß ich auf meinem großen Krankenhausbett und versuchte zu verstehen, was vor sich ging. Ich blickte mich im Zimmer um und sah die weißen, kahlen Wände, das grelle Licht und die vielen grauen Kabel, die um mein Bett gewickelt waren. Das Waschbecken mit einem kleinen Spiegel, den Tisch, zwei Stühle, ein weiteres Bett, das nicht belegt war, Desinfektionsmittel, ein Telefon und ein Fernsehgerät. Mein Nachttisch, auf dem all das lag, was ich eben erst bekommen und mitgenommen hatte: die Weihnachtsgeschenke und Briefe meiner Verwandtschaft – und ein kleines Foto von Manon und mir, als wir noch winzig waren.

Es war mir in diesem Moment nicht klar, was mit mir geschah. Weshalb war ich schon wieder im Krankenhaus? Hier war ich doch schon einmal, allein und einsam in einem verlassenen Zimmer. Ich fühlte mich nicht krank, ich fühlte mich eingesperrt. In meinen Augen war nicht meine Krankheit der Feind, nein, die Ärzte waren es.

Aber um ehrlich zu sein, war ich auch erleichtert. Erleichtert, nicht mehr in der Klinik zu sein. Dort fand ich mich nicht zurecht, dort wollte man mich zwingen, etwas zu tun, was ich nicht wollte, nicht konnte. Im Spital fühlte ich mich etwas wohler. Dort blickten mir nicht zehn ausgehungerte Augen auf die Gabel, und niemand meckerte an meinem Essverhalten herum. Ich konnte mir fürs Essen die Zeit lassen, die ich brauchte. Die Krankenschwestern schauten jede Stunde nach mir, sehr liebevoll, hilfsbereit, und versuchten mir den Aufenthalt so leicht wie möglich zu machen. Ich hatte diesmal ein Zimmer mit Balkon und einer noch schöneren Aussicht als beim letzten Mal, was ich sehr genoss. Der Tagesablauf im Krankenhaus war immer geregelt, alles war schonend. Und ich hatte endlich wieder Ruhe und viel Zeit, um über das Leben nachzudenken, manchmal sogar zu viel. Ich hatte Zeit, zu lesen und zu versuchen, gesund zu werden. Im Vergleich zur Klinik war alles einfacher auszuhalten.

Damit möchte ich nicht gegen eine stationäre Therapie sprechen. Nein, es war bloß nicht die richtige Therapieform für mich. Egal, wie ähnlich wir Menschen mit einer Essstörung uns sind, jeder muss seinen eigenen Weg zur Genesung finden. In so vielen Büchern und Magazinen werden klare Konzepte dafür ausgebreitet. Doch das einzige wahre Rezept ist: sich tiefgründig mit dem Betroffenen auseinandersetzen und individuell auf ihn eingehen.

Einfach anfangen zu leben. Zu essen! Ich aber war eben doch noch nicht wirklich an diesem Punkt angekommen, ehrlich zu sagen: Ich möchte wieder gesund werden. Nein, anscheinend war mir noch immer nicht richtig bewusst, dass ich ein Problem hatte. Klar zu wissen, dass man krank ist, ist eine wichtige Voraussetzung für eine stationäre Therapie. Und noch viel wichtiger ist es, dieses Problem in Angriff nehmen zu wollen.

Der zweite Aufenthalt im Krankenhaus war dennoch nicht leichter als der erste. Ich litt mehr und mehr an Heimweh, wollte einfach nur in die Arme meiner Mutter und meiner Schwester zurück. Und ich wünschte mir so sehr, mit meinem Vater wieder über andere Dinge als die Magersucht sprechen zu können. Ich sehnte mich nach dem Geruch von frischer Luft, nach Freiheit und Unbeschwertheit. Ich versuchte, mich aus meiner selbst geschaffenen Zwangsjacke zu befreien, doch es ging nicht. Es war wie das Gehen im Treibsand. So weit hatte ich mich von einem normalen, glücklichen Leben entfernt. Ich hatte keine Freunde, keine Leidenschaft, keine Ausbildung, keine Glücksgefühle, keine Perspektiven, bloß einen Platz im Spital, den ich mit meiner Anorexie teilte. Und irgendwann sollte ich das Einzige, was ich noch hatte, die Magersucht, hinter mir lassen und würde dann mit leeren Händen dastehen? Heute weiß ich, ich hatte so viel mehr, als mir bewusst war.

Tagebucheintrag vom 1. Januar 2010:
Gestern lag ich um 23.55 Uhr noch wach im Bett. Eigentlich hatte ich früh meine Schlaftabletten nehmen wollen, damit ich diese Stunden nicht mitbekommen musste. Aber den stechenden Schmerz der Selbstschuld habe ich verdient. In fünf Minuten würde es so weit sein: Neujahr. Ein Moment, den man sonst nutzt, um mit seiner Familie anzustoßen,

sich zu küssen und einander zu umarmen. Ein
Moment der Freude und Hoffnung auf ein gutes
neues Jahr. 2010. Party, Musik, Lachen und Tanzen…
Traurig blickte ich aus dem Fenster und wartete auf
das erste Feuerwerk. Happy New Year.
Ich wünsche mir so sehr, nächstes Jahr mit meiner
Familie anstoßen zu können. Das alles lohnt sich nicht.
Selbst nicht für die Anorexie…

Ausnahmsweise hatten Manon und Mama mich bis 22 Uhr besuchen dürfen. Ich hatte mein kahles Zimmer mit bunten Servietten dekoriert und von den Krankenschwestern zwei Gläser Champagner bekommen. Ich wollte doch auch unbedingt mit meiner Familie feiern. So tun, als sei alles gut. Als sie dann bei mir waren, machten wir uns gegenseitig Mut oder versuchten dies zumindest. Sie waren schon seit langer Zeit sehr tapfer und versuchten immer wieder, mir ins Leben zurückzuhelfen. Ich war für jede Sekunde mit ihnen dankbar.

Viel zu schnell war es dann zehn Uhr geworden, und sie mussten wieder gehen. Da saß ich nun an dem kleinen, braunen Tisch, der bestimmt schon tausendmal mit Desinfektionsmittel geputzt worden war. Ich fühlte mich traurig und einmal mehr allein. Auf dem Stuhl mir gegenüber stellte ich mir die Magersucht vor. Sie ließ mich zwar nicht allein, doch trotzdem fühlte es sich so an.

Die Tage im Krankenhaus waren alle gleich. Eintönig und lang. Wieder wurde ich jeden Morgen um 7 Uhr 30 geweckt. Das Klappern der Sitzwaage war das erste Geräusch, das ich in der Früh hörte. Nicht mehr ein fröhliches »Guten Morgen,

Engel, hast du was Schönes geträumt?« von meiner Mutter. Nein, ich musste mich, in Unterwäsche, wiegen lassen. Es war, als ob ich jeden Morgen ins eiskalte Wasser gestoßen würde. Adrenalin schoss mir durch den Körper, bis ich wusste, wie viel ich wog. Die Zahl wurde aufs Gramm genau notiert. Anschließend wurde ich von der Krankenschwester begutachtet. Fremde Hände, die mich Tag für Tag überall betasteten, und winzige Nadeln, die mich stachen. Das Blut, der Puls, die Haut, die Augen, alles wurde kontrolliert, die Werte notiert. Das Ergebnis war nie zufriedenstellend. Nach der morgendlichen Untersuchung legte ich mich jeweils wieder ins Bett und schaute aus dem Fenster. Um diese Zeit herrschte noch eine verträumte Dunkelheit. Die Lichter auf der anderen Seeseite wirkten so verzaubernd und atemberaubend, dass ich für einen Moment vergessen konnte, wo ich war.

Um acht Uhr gab es Frühstück. Mein Esstablett schien mir immer völlig überfüllt. Es verließ nie aufgegessen den Raum. Doch ich bemühte mich mehr denn je, alles, was zu schaffen war, zu essen. Von Lebensmitteln wie Butter und Käse fürchtete ich mich zu sehr. Das jemals wieder zu essen, konnte ich mir nicht vorstellen. Also aß ich das Brot trocken und versuchte, ein Joghurt, das ich mit Wasser verdünnte, auszulöffeln. Meistens sollte ich noch einen Ensure trinken, doch den habe ich öfters in der Toilette weggespült. Diese Trinknahrung musste ich täglich zweimal zu mir nehmen. Das gehörte zum Therapiekonzept.

Nach dem Frühstück fühlte ich mich meistens elend. Mein Bauch schmerzte häufig, und das schlechte Gewissen, zu viele Kalorien zu mir genommen zu haben, schien mir zusätzlich

Steine in den Magen zu legen. Früher hätte ich mich in so einer Situation bewegt. Ich wäre laufen gegangen, bis mir der Atem wegblieb. Nun war der einzige Weg, doch noch ein paar wenige Kalorien zu verbrennen, mich nicht hinzusetzen, sondern an Ort und Stelle zu stehen. Somit tat ich genau das und wollte es nicht mehr wagen, mich hinzusetzen oder hinzulegen. Mir taten zwar die Beine weh, die Waden waren gerötet, und der Rücken begann noch mehr zu schmerzen. Doch ich konnte einfach nicht mehr absitzen, stand den ganzen Tag, und irgendwann überlegte ich gar nicht mehr, warum ich es tat, es war ein Zwang geworden. Ich erinnere mich, wie ich unzählige Stunden am Fenster stand, nicht wusste, was mit meinen Gedanken und meiner Zeit anfangen. Ich beobachtete, wie sich plötzlich ein Schwarm Vögel aus den Bäumen erhob oder wie die Fischer mit ihren Booten langsam über den See glitten.

Da ich Zimmerruhe verordnet bekommen hatte, konnte ich nicht mal einen kleinen Spaziergang durch den Spitalpark machen. Zumindest durfte ich zweimal täglich auf den Flur gehen und mir frischen Tee holen. Dabei griff ich immer nach einer Handvoll Süßstoff, versteckte ihn in meinem Pullover und legte die kleinen, weißen Tabletten in meinen Nachttisch. Ich brauchte den Süßstoff einfach, um mein andauerndes schlechtes Gewissen besser aushalten zu können. Und es war eine lustige Herausforderung, an Dinge heranzukommen, die man, wie ein Junkie, so dringend brauchte.

Meine jeweiligen Zimmernachbarinnen, die ich während dieser Zeit immer wieder hatte, waren meist ziemlich alt und etwas eigenartig, doch jede war auf ihre Art auch sehr lieb. Mit den meisten konnte ich mich gut unterhalten. Meist ließ ich mir einfach ihre Geschichten und Erlebnisse erzählen, stellte ein paar Fragen. Keine von ihnen wollte jedoch je etwas Näheres über mich oder meine Krankheit erfahren. Wahrscheinlich fehlte ihnen ganz einfach der Mut zu fragen.

> Tagebucheintrag vom 9. Februar 2010:
> Zuweilen komme ich mir wie Paulo Coelhos Krieger des Lichts vor, der feststellt, dass sich bestimmte Augenblicke wiederholen. Wie er klage ich meinem Herzen, dass ich das doch alles schon einmal durchgemacht habe. Sein Herz antwortete ihm, dass er seine Probleme nicht überwunden habe. Wann werde ich endlich lernen, was ich noch nicht begriffen habe?

Seit meiner Einlieferung ins Krankenhaus suchten mehrere Menschen den Kontakt zu mir und zeigten mir so, dass ich ihnen mehr bedeutete, als ich jemals für möglich gehalten hätte. Meine Großmutter Hella, zu der ich vorher praktisch kaum Kontakt gehabt hatte, schrieb mir schon während meines ersten Spitalaufenthaltes einen sehr persönlichen und lieben Brief. Sie schickte ihn zusammen mit einem wunderschönen Seidenfoulard, auf dem golden schimmernde Pferde abgebildet waren und das einst meinem verstorbenem Großvater Claude gehört hatte. Sie wusste, wie sehr ich Pferde liebe. Seit jenem Tag telefonierten wir fast täglich und lernten uns näher kennen. Sie erkundigte sich immer genau darüber, wie es mir ging, wollte mir gute Nacht wünschen oder einfach über Gott und die Welt plaudern. Nach einigen Wochen nahm sie dann sogar den für sie ziemlich beschwerlichen Weg auf sich, mich zu besuchen. Es war schön, mit meiner Großmutter zusammen zu sein, ihre warme Art zu spüren und mit ihr über alles Mögliche sprechen zu können. Wir lachten viel zusammen und schlossen eine richtige Freundschaft. Die Verbindung, die wir damals geknüpft haben, hält bis heute, und noch immer telefonieren wir häufig und gehen hin und wieder zusammen einen Kaffee trinken. Ich genieße das umso mehr, als meine andere Großmutter, Esther, mit der ich in meiner Kindheit einen so innigen Kontakt gehabt hatte, unterdessen nicht mehr lebt.

Neben meiner Oma Hella nahmen auch verschiedene Freunde meiner Mutter Kontakt zu mir auf. Viele kamen bloß, um mich in den Arm zu nehmen und mir zu sagen, dass sie immer für mich da sein würden. Eine der wenigen Freundinnen, die mir geblieben waren, Melanie, besuchte mich regelmäßig und versorgte mich mit guten Büchern. Hin und wieder durfte ich nun wieder auf einen kurzen Spaziergang, wobei Melanie mir jeweils all das Schöne am Leben vor Augen zu führen versuchte. Und sie, ein wunderschönes Mädchen, schwärmte immer strahlend von ihrer Lieblingsschokolade, Toffifee.

Auch mein Onkel, meine Tante und zwei Cousins schenkten mir einzig durch ihr Dasein so viel Kraft, dass ich ihnen unendlich dankbar bin. Ich bekam in dieser Zeit unzählige liebe Karten, Nachrichten, Blumen und Bücher. Vor allem aber erhielt ich viel vom Wichtigsten, das ich in dieser Phase brauchte: Liebe. Liebe, nach der ich mich häufig so sehr gesehnt hatte. Das ließ mich die Sehnsucht nach Freiheit spüren!

In dieser Zeit entdeckte ich auch die Leidenschaft für Bücher. Melanie brachte mir alle Bände der »Twilight«-Saga, in die ich mich von Anfang an verliebte. Ich tauchte in die romantische und mystische Welt der Vampire ein und konnte für einige Stunden vergessen, wer ich war. Ich genoss es, meine Nase tief in die Seiten zu stecken und stundenlang zu lesen, abzutauchen und zu vergessen. Die Bücher haben mich so über einige Stunden des Tages gerettet und halfen mir manchmal sogar, weg von meinen Gedanken über mein Gewicht und weg von der Realität zu kommen.

Weg von der Realität, dass ich krank war, ob ich das sehen wollte oder nicht. Es war für viele schwierig, überhaupt mit mir in Kontakt zu treten. Für die meisten Außenstehenden ist es schwierig, mit Magersüchtigen zu sprechen. Sie wissen nicht, was sagen, fühlen sich von der Situation überfordert, möchten aber trotzdem helfen. Ich habe viele verschiedene Reaktionen kennen gelernt. Die meisten schenkten mir bloß ein liebes Lächeln und schwiegen die Krankheit weg, als ob nichts wäre. Das fand ich oft sehr angenehm, denn so war es mir möglich, die gesunde Leonie langsam aufleben zu lassen. Andere aber sagten mir direkt ins Gesicht, wie grauenvoll ich aussah: »Du siehst aus wie ein lebendiges Knochengestell, wie ein zwölfjähriges Mädchen, erinnerst an ein Gespenst, einfach grässlich! So wird dich nie ein Typ attraktiv finden.« Ich freute mich nicht über solche Beleidigungen, aber umso mehr über die Bestätigung meiner Anorexie. Durch die ehrlichen Kommentare wurde mir – und das war das Gute daran – knallhart mein Problem vor Augen geführt. Knallhart gezeigt, wie hässlich diese Krankheit war. Nach einer gewissen Zeit hoffte ich förmlich auf solche Reaktionen, um endlich selbst glauben zu können, dass ich krank war. Die harte Wahrheit half.

Wirklich schlimm aber waren die unehrlichen Nettigkeiten. Viele meinten, mich mit einem lieben Kompliment fröhlicher stimmen zu können, mich aufzubauen: »Leonie, du siehst wirklich fantastisch aus. Du scheinst wieder richtig fit, hast Farbe im Gesicht. Endlich siehst du wieder gesünder aus.« Nach solchen Worten spürte ich eine Leere in meinem Kopf, und Verwirrung und Unsicherheit überkamen mich. Auch noch lange nach meinen schlimmsten Zeiten wollte ich keine Komplimente hören. Dafür war ich noch nicht stark genug.

Heute bin ich überzeugt, dass es nie gut ist, einer Magersüchtigen ein Kompliment zu ihrem Aussehen zu machen. Auch wenn es gut gemeint ist. Aus meiner persönlichen Erfahrung glaube ich genauso zu wissen, dass man auch das Thema Essen und Gewicht nicht ansprechen sollte. Immerhin so lange nicht, bis diese Person ihre Sucht ganz überwunden hat.

Manon:
Stets musste mich meine Mutter daran erinnern, dass Leonie nichts dafür kann, dass sie von diesem Dämon, wie wir die Anorexie zu nennen pflegten, kontrolliert wird. Mit einem leicht sarkastischen Unterton versuchte ich mir das täglich einzureden. Doch so leicht konnte ich das nicht stehen lassen. Zu groß ist der Verlust einer schönen und unbekümmerten Jugend und einer normalen, gesunden Familie. Zu viel Platz und Zeit hat uns ihre Krankheit geraubt, und noch ist sie zu weit vom Ziel entfernt, damit unsere Narben heilen könnten.

Langsam stieg mein Gewicht etwas an. Ich schaffte es mit viel Unterstützung und Durchhaltevermögen. Doch seelisch fühlte ich mich nicht besonders gut. Trotz therapeutischer Begleitung fühlte ich mich unverstanden und alleine. Häufig spürte ich, wie Tränen über meine Wangen rannen, und die Einsicht, krank zu sein, verschwand so schnell, wie sie auch wiederkam. Meine Knochen traten noch immer wie stumpfe Messer aus meinem Körper hervor. Jeder einzelne Wirbel schmerzte endlos, und die Hüftknochen brannten wie Feuer unter der Haut. Zweimal wöchentlich machte eine Physiotherapeutin leichte Übungen für die Muskeln mit mir. Vor allem in der Nacht ließen mir die Schmerzen keine Ruhe, eine Nacht ohne Schmerzmittel wäre unvorstellbar gewesen. Und ich hatte schreckliche Albträume. Albträume, die meistens von meiner Familie handelten, wie ich sie enttäuscht hatte, sie mit mir nichts mehr zu tun haben wollten, wie sie gingen und ich alleine irgendwo stehen blieb. Immer wieder diese Angst, alleine zu enden.

Die Geister, die ich rief, werd' ich nicht mehr los.
Goethes »Zauberlehrling«

Wieder zwangsernährt

Für viele ist es unvorstellbar, dass es enorm schwer sein kann, an Gewicht zuzulegen, selbst dann, wenn man es wirklich versucht.

Doch am Morgen des 14. Februar 2010 wurde mein Gewicht wieder im untersten Balken der Gewichtskurve eingetragen. Im Balken, vor dem ich mich so sehr fürchtete. Mein Gewicht war auf 33,0 Kilo gefallen, was einem BMI von 13,6 entspricht. Dies bedeutete, dass ich wieder durch eine Sonde künstlich ernährt werden musste. Ich fiel in einen Angstzustand, in Panik, in Trauer und in Wut. Ich kannte die Sonde gut und wollte nie, nie, nie wieder in Kontakt mit ihr geraten. Bei der Visite bettelte ich um eine weitere Chance, versprach, dass ich nun schneller zunehmen und mehr essen würde. Ich wollte alles tun, um der Sonde zu entkommen. Der Arzt versuchte mich zu beruhigen, sagte, dass die Möglichkeit bestand, dass ich noch eine letzte Chance bekäme, dass er es aber noch mit der Oberärztin abklären müsse.

Nachmittags klopfte es an meiner Tür. Manon kam mit Tränen in den Augen herein, fiel mir in die Arme und brach in Schluchzen aus. Erst brach es mir das Herz, sie so erschüttert zu sehen, dann aber wurde mir klar, weshalb sie weinte. Sie schaute mich an und teilte mir mit, dass ich nun doch wieder künstlich ernährt werden würde. Sie kannte meine Angst und litt mit mir.

Gleich danach kam auch meine Mutter, sie hatte den Arzt ebenfalls versucht umzustimmen, doch es war umsonst. Sie wollte mich trösten, mir gut zureden, doch ich war total in Panik und in Wut. Ich konnte mich nicht mit dem Gedanken abfinden, wieder durch eine Sonde ernährt zu werden. Ich schrie meine Mutter an: »Nimm mich endlich mit nach Hause, ich kann nicht mehr, ich will nach Hause!« Ich war am Ende meiner Kräfte und schloss mich, so lächerlich es klingen mag, in der Toilette ein. Ich weiß nicht mehr, wie lange ich hinter verschlossener Tür am Boden saß, doch irgendwann hörte ich die leise Stimme meiner Schwester. Sie schaffte es mit ihrer lieben Art, mich zu trösten und zu beruhigen. Nach einer Zeit schloss ich die Tür auf und gab mich dem hin, was mir so oder so bevorstand.

Ich saß müde auf dem Bett, Manon hielt meine Hand und streichelte mir sanft über den Rücken. Mama redete mir liebevoll zu, versuchte, mich zu ermutigen und zu trösten, als die Krankenschwestern in den Raum kamen. Dabei schoben sie einen kleinen Wagen mit dem nötigen Material vor sich her. Ich hatte schreckliche Angst, wusste genau, was jetzt geschehen würde. Meine Mutter und meine Schwester verließen den Raum, und die Krankenschwestern legten mir die Sonde. Wie schon beim ersten Mal brauchten sie mehrere Anlaufversuche, bis es gelang. Ich weinte wie ein kleines Kind, nicht nur der Schmerzen wegen. Ich fühlte mich schrecklich gedemütigt. Ein zweites Mal in diesem Krankenhaus, ein zweites Mal eine Sonde, und noch immer sah ich kein Licht am Ende des Tunnels. Mein Hals brannte wie heiße Glut, jedes Schlucken erinnerte an tausend Scherben im Hals. Ich traute mich kaum noch, meinen Kopf zu bewegen. Doch letztlich war ich selbst dafür verantwortlich.

Abends wurden mir nun jeweils 500 Milliliter, manchmal auch ein Liter Sondennahrung gegeben, und nachts, wenn es ganz still war, konnte ich jeden einzelnen Tropfen hören, und ich zählte sie einzeln. Es tropfte die ganze Nacht hindurch und ließ mich noch weniger Schlaf finden. 1,5 kcal pro Tropfen, über sieben Stunden. Ich musste machtlos zusehen, wie ich gemästet wurde.

Manon:
Ich fühlte mich taub, trieb in einer sinnlos gewordenen Welt, in der Grau als einzige Farbe übrig geblieben war. Dieses Gefühl kenne ich mittlerweile wie einen alten Freund. Durch die düsteren Monate habe ich etliche Male vergessen zu leben. Ausgehen, mit Freunden telefonieren, einkaufen oder auf mein eigenes Wohlbefinden zu achten, ging vergessen. Leonie zu überreden, das Stück Grahambrot zu essen und sie aus ihren schlechten Gedanken zu locken, war mein Tag und meine Nacht. Es nahm kein Ende, und es laugte uns aus.

Das nächste Gewichtsziel lag bei 34 Kilo. Alles andere als ein gesundes Gewicht, doch nicht mehr tief genug, um mich zwangsweise im Spital festzuhalten. Es war noch nicht klar, wo ich danach hingehen würde. Ich selbst wollte bloß noch nach Hause, zu meiner Familie, in mein Bett, in mein Daheim. Meine Eltern und die Therapeuten konnten sich mit diesem Wunsch nicht anfreunden. Zu groß war ihre Angst, ich könnte wieder in mein altes Muster fallen. Deshalb suchte meine Mutter nach weiteren Therapiemöglichkeiten. Doch keine Klinik wollte mich aufnehmen. Ich wog zu wenig, als dass jemand bereit gewesen wäre, die Verantwortung für mein Leben zu übernehmen. In den meisten Kliniken brauchte man einen minimalen BMI von 15,0. Auch in die Klinik, in der ich das letzte Mal war, konnte ich nicht zurück. Erst mit mehr Gewicht und der Bereitschaft, endlich richtig zu essen, wollten sie mich wieder aufnehmen. Doch dazu war ich noch nicht bereit.

Also suchten wir nach weiteren Möglichkeiten und fanden eine kleine psychiatrisch-psychologische Praxis in der Nähe. Meine Mutter vereinbarte einen Termin mit dem leitenden Arzt, und schon bald konnten wir zu einem ersten Gespräch kommen. Der Arzt war mir auf Anhieb sympathisch und schien vertrauenswürdig. Und das Beste war: Er bot mir eine ambulante Therapie an! Er war meine einzige Hoffnung auf ein Leben zu Hause. Der Deal sah folgendermaßen aus: einmal wöchentlich zur medizinischen Kontrolle bei meiner Ärztin im Spital und zweimal wöchentlich zu ihm in die Gesprächstherapie. Zusätzlich würde ich mich streng an einen vorgegebenen Gewichtsaufbauplan halten und dabei Fortschritte machen müssen.

Mein Herz sprang vor Freude. Freude, wieder nach Hause gehen zu dürfen. Ein kleiner Funke Hoffnung auf ein besseres Leben und erneute Kraft, gegen die Magersucht anzukämpfen, erfüllten mich.

Wir sollten nicht versuchen, unsere Probleme zu lösen,
sondern versuchen, uns von den Problemen zu lösen.
Manon

Endlich daheim

Die Zeit verging, ich war seit stolzen vier Monaten und fünf Tagen wieder zu Hause. Es war bereits Sommer. Ein kühler Sommer. Ich saß draußen in einem kleinen Café in der Stadt. Auf meinem Schoß ein klitzekleines Hündchen namens Coco. Mama hatte es Manon und mir auf unseren achtzehnten Geburtstag geschenkt. Seit Ewigkeiten wünschte ich mir einen Hund, und nun hatte ich einen kleinen besten Freund. Ich hätte mit ihm immer nur spielen und kuscheln wollen, so süß war er. Da ich noch nicht arbeiten konnte, kümmerte ich mich den ganzen Tag um ihn, stand früh auf, ging regelmäßig mit ihm spazieren. Coco war meine neue Leidenschaft und Verantwortung, er war das Beste, was mir je passiert war. Der kleine Chihuahua-Welpe gab mir ein wertvolles Gefühl von Verantwortung und tat nicht nur mir, sondern auch Manon und meiner Mutter sehr gut und brachte viel Lachen und Harmonie in unsere Familie. Das war die eine – die gute – Seite.

Die andere blieb: Manchmal erkannte ich mich selbst nicht wieder, wenn ich mich beim Denken erwischte. Welche Stimme sprach gerade aus mir? War es die gesunde Leonie, die Tag für Tag versuchte zu leben, oder war es die selbstmörderische Leonie, die sich am liebsten in Luft aufgelöst hätte? Jeden Morgen, wenn ich erwachte, bedankte ich mich als Erstes, zu Hause sein zu dürfen. Kein Tag verging ohne das bewusste Erkennen, über ein einmaliges Leben zu verfügen, ich musste es bloß nutzen. Noch war ich nicht gesund. Meine Anorexie zeigte sich deutlich auf der Waage und in der einen Hälfte meines Herzens. Ich versuchte mich von ihr, der Magersucht, zu lösen, mich von ihr zu verabschieden, doch es fiel mir unheimlich schwer. Die Leute um mich herum schienen meiner Krankheit gegenüber ohnmächtig zu sein. Meine Eltern wollten mich am liebsten packen und kräftig durchschütteln, bis alles wieder gut gewesen wäre. Trotz aller Therapien war ich noch immer nicht gesund. Doch in mir gab es nun auch eine sehr starke Stimme, die nach Leben rief, nach Freude, Glück und Gesundheit. Die mich stark machte, wieder ein Leben für meine Familie und mich zu führen. Ich brauchte einfach noch Zeit für den Abschied von meiner langjährigen Gefährtin.

Manon:
Alles würde ich für eine Zeitmaschine hergeben, um die letzten Jahre rückgängig zu machen. Doch was hätte ich anders machen können? Gab ich Leonie als Zwillingsschwester zu wenig Platz, um sich individuell zu entwickeln? Stand sie in meinem Schatten? War ich vielleicht

der Auslöser für ihre Suchterkrankung? Fragen über Fragen, welche mich Tag für Tag verfolgen. Doch das Leben spielt sich hier und jetzt ab. Es macht also keinen Sinn, hinter sich zu schauen – dazu hat der Tag zu wenig Stunden.
Leonies kleine, aber doch nach vorn gerichtete Entwicklungen in den Vordergrund zu stellen, half mir am ehesten aus meinem Loch. Die gegenseitige Unterstützung in der Familie und die Zeit, welche ich von meinem Umfeld erhielt, waren ebenso notwendig für mich. Auch heute noch werde ich von Depressionen begleitet, und meine Narben sind noch lange nicht verheilt. Doch wenn Leonie eines Tages wieder frei und gesund leben kann, dann hat sich alles gelohnt.

Manchmal fühlte ich mich sehr glücklich. Ich lernte mein Leben neu kennen, versuchte, die Sonnenseiten der Welt zu sehen und jeden Tag als interessante Herausforderung zu meistern. Ich verspürte nicht mehr eine andauernde Traurigkeit in mir, dachte manche Stunden gar nicht über meine Verzweiflung und mein Gewicht nach. Meine Eltern gaben mir sehr viel Unterstützung darin, Ziele und Träume zu realisieren, was mich zusätzlich anspornte, endlich gesund zu werden. Ich versuchte, meine Tage richtig schön zu gestalten. Wohltuende Spaziergänge mit meinem kleinen Hündchen Coco am See, Enten füttern oder stundenlang in Buchhandlungen stöbern. Kinoabende mit meiner Schwester und Rundfahrten im Auto zusammen mit meiner Mutter. Solche kleine Vergnügen hatten in meinem Leben mit der Anorexie keinen Platz mehr gefunden. Nun war ich wieder ein aufgestelltes, fröhliches und freundliches junges Mädchen. Offen für so vieles. An einem heißen Tag gingen meine Mutter und ich sogar in den kalten See schwimmen. Ich ließ mich einfach vom Wasser tragen. Es machte viel Spaß und war wie eine Neugeburt.

Doch all meinen Bemühungen zum Trotz musste ich meine geliebte Schwester und meine Mutter über mein Gewicht weiterhin belügen. Das brach mir fast das Herz, doch was wäre geschehen, hätten sie die Wahrheit gewusst? Ich wäre wieder in einem großen Spitalbett gelandet, hätte traurig aus dem Fenster geblickt und künstlich ernährt werden müssen. Mir blieb also keine andere Wahl, als zu lügen. Immer wieder haben sie mich gefragt, ob ich nun wirklich noch 34 Kilo wiegen würde. »Ja, selbstverständlich, glaubt mir, ich hab sogar etwas zugenommen«, antwortete ich dann. Sie selbst konnten mir dann bloß noch vertrauen. Ich verlor ungewollt zwei Kilo und versuchte, dies so gut wie möglich zu verbergen.

Der schrecklichste Tag der Woche war der, an welchem ich zur medizinischen Kontrolle musste. Nicht weil man mir Blut abnahm, sondern weil ich auf die Waage musste. Woche für Woche hieß es, mich irgendwie zwei Kilo schwerer zu machen. So einfach war das aber nicht. Vier Liter koffeinhaltige Getränke zu trinken, war wegen meiner Angst vor Flüssigkeit nicht möglich, und die Blutwerte hätten mich sowieso verraten, da man im Blut den aktuellen Wassergehalt im Körper sehen kann. Also suchte ich andere Auswege. Die Ärztin ließ mich in dünner Kleidung auf die Waage stehen. Deshalb zog ich zu große Pullover an und versteckte darunter drei schwere Bauchgürtel, die ich mir vor Jahren gekauft und nun wieder aus dem Keller geholt hatte. Einer war aus schwerem Messing, der zweite mit tausend kleinen Steinchen besetzt, der dritte mit vielen Muscheln. Ich band sie mir eng um die Taille, damit sie unter dem Pullover nicht sichtbar waren. Das schnürte mir zwar beinahe die Luft ab, doch es war an diesem Tag einfach notwendig, machten die Gürtel doch bestimmt zwei Kilo aus. Kurz vor dem Wiegen trank ich 200 Milliliter Kaffee oder Coca-Cola Zero.

Es fiel mir sehr schwer, so viel Flüssigkeit zu trinken, aber einen Tag darauf würde ich vollkommen aufs Trinken verzichten, damit das wieder ausgeglichen wäre. Niemals durfte ich wieder im Krankenhaus landen. Ich wollte mein Gewicht wieder auf 34 Kilo bringen. Aber jeden Morgen, wenn die Waage eine tiefere Zahl als am Tag zuvor zeigte, war ich selbst von mir enttäuscht. Dann nahm ich mir fest vor, mehr zu essen, mehr zu trinken, mehr zu kämpfen. Doch sobald das Essen vor mir stand, verlor ich diesen Ehrgeiz.

Ich dachte wirklich, es schaffen zu können, arbeitete hart an mir, wollte es besser machen, hatte Zukunftswünsche und ein Ziel vor Augen: In einigen Jahren würde ich das für meine Größe von 1,57 richtige Körpergewicht von 45 Kilo erreicht haben! Und doch war da jedes Mal dieser Adrenalinkick, beim Schummeln nicht erwischt zu werden. Und lange klappte das ja auch problemlos. Wenn ich daran denke, gräbt sich wieder ein riesiges Loch in meinen Magen. Ein Loch voll von schlechtem Gewissen. Die geliebte Familie zu belügen, machte mich sehr traurig. Ich wollte das Gewicht nicht wieder verlieren, doch irgendetwas hinderte mich noch immer am Essen. Die Anorexie machte mich zur Sklavin.

Manon:
Nach den langen, harten und eisigen Monaten zwischen Spital und der Klinik für Anorexie-Erkrankte erhielt Leonie die Chance, sich zu Hause zu beweisen. Wir waren überzeugt, sie könnte sich an diesem Ort, fern von unserem Alltag, nicht mehr weiterentwickeln und würde von Tag zu Tag mehr den Bezug zum normalen Leben verlieren. So entschlossen wir uns zu diesem gewagten Schritt, Leonie nach Hause zu nehmen. Einerseits freute ich mich natürlich riesig, konnte mir auf der anderen Seite aber nicht mehr vorstellen, mit ihr unter einem Dach zu leben. Durch sie sah ich in Abgründe, in die niemand blicken möchte, und ich hatte Angst. Angst, sie so nahe bei mir zu haben. Prompt verschlechterte sich das Verhältnis zwischen meiner Mutter und mir. Unser Zuhause war ab sofort nicht mehr unser Ruhepol, sondern der Ort, wo ich und meine Mutter, die die Verantwortung übernommen hatte, »unsere Magersüchtige« zu pflegen versuchten. Es war richtig schwer.

Das Wichtigste für meinen Kampf gegen meine Krankheit war es, mir neue Ziele aufzubauen. Ziele, Träume und Wünsche, die ich realisieren wollte. Ich hatte große Träume, viele Träume, und nur sie hielten mich neben meiner Familie am Leben. Was ich wollte? Natürlich die Liebe meines Lebens finden, eine eigene Familie gründen und die ewige Innigkeit zu meiner jetzigen Familie genießen. Eine Harley-Tour durch Texas machen, in der Karibik in die Tiefe tauchen, über weite

Steppen galoppieren. Ich wollte eine bezaubernde Flugbegleiterin werden, hoch über den Wolken schweben, von Land zu Land reisen und möglichst viele neue Kulturen kennen lernen. Das ausgetrocknete Land Afrikas, die rosa Kirschblüten Japans, den Lärm von New York, einfach alles wollte ich sehen. Die Welt hatte so viel zu bieten. Ich wollte leben. Ich wollte frei von meiner Sucht sein! Und immer wenn ich es schaffte, mich mit der Kraft meiner Träume, Wünsche und Hoffnungen zu verbinden, hielt mich das von meinem andauernden Bedürfnis nach Hungern ab.

Zu Hause war es damals nicht leicht. Meine Mutter musste viel arbeiten und hatte mit den Emotionen meiner Schwester und mir viel am Hals. Manon ging es nicht so gut. Sie hatte in ihrem Umfeld viel einzustecken. Ihr Jazzstudium war hart, häufig lernte sie bis drei Uhr morgens und war dann tagsüber erschöpft. Im Übrigen zweifelte sie an ihrem Gesangstalent, und diese Unsicherheit ließ sie häufig an sich selber zweifeln und mit sich hadern. Zusätzlich entwickelte meine liebe Schwester – das war sicher bloß meine Schuld – ebenfalls ein großes Problem mit ihrem Essverhalten. Sie verdrängte ihren Frust, indem sie viel in sich hineinaß. Magersucht war für sie zwar auch kurz ein Thema, dann aber begann sie an unkontrolliertem Essen zu leiden, und sie nahm einiges an Gewicht zu. Das Frustessen löste eine große Unzufriedenheit in ihr aus, was dazu führte, dass sie sich immer mehr zu isolieren begann. Meine Mutter und ich versuchten, ihr so gut wie möglich dabei zu helfen, sich nicht auch in einer Essstörung zu verlieren. Essen war auf die eine oder die andere Art das alles beherrschende Thema in unserer kleinen Familie.

Meine Mutter sagt immer: »Manchmal küsst dich das Leben von der süßeren Seite, manchmal eben von der bitteren.« Bei uns schien sich die bittere sehr wohlzufühlen. Ich gab mir Mühe, das zu ändern. Ich arbeitete hart daran, meine Einstellung dem Essen gegenüber zu ändern. Jeden Tag, bei jeder Mahlzeit entschied ich mich bewusst für das Leben. Ich musste lernen, meine Gedanken neu zu lenken. Das hieß vor allem, zu erkennen lernen, welche Gedanken mich gerade im Griff hielten, ob sie »für« oder »gegen« das Leben waren. Ein täglicher Kampf.

Um wieder in einen »normalen« Alltag zu finden, war ein genau konstruierter Tagesablauf sehr wichtig. Er gab mir Halt und Orientierung. In meinem Wochenplan waren noch immer zwei Therapiesitzungen und eine Arztuntersuchung eingebaut. Dazu nahm ich fleißig Fahrstunden, um den Führerschein zu machen, und ich besuchte Englischstunden, um auf ein gutes Sprachniveau zu kommen. In den folgenden Monaten wollte ich so große Fortschritte machen, dass ich mich bei verschiedenen Fluggesellschaften für eine Flugbegleiter-Ausbildung bewerben konnte.

Es war mein großer Traum geworden, Flight-Attendant zu werden. Bis dahin würde ich ein paar Kilo zunehmen müssen und fließend Englisch sprechen können. Täglich übte ich Vokabeln und hörte CNN. Ich las den »Hamlet« von William Shakespeare auf Englisch und machte zusätzliche »homework«. Ich hatte plötzlich neue Gründe, zu essen. Merkwürdig, die Gesundheit war bisher nie ein Grund für mich gewesen, genug zu essen. Doch mein großer Traum spornte mich an.

Jetzt kenne ich all die kleinen Schritte, die mir geholfen haben. Doch damals war es ein Puzzle, dessen Teile es zu finden und dann zusammenzusetzen galt: große Ziele vor Augen haben, sie aufschreiben oder malen, ein Familienbild neben den Teller stellen oder stimmungsvolle Musik hören. Es hilft wirklich. Sich einfach den Dingen widmen, die einem guttun. Und vor jeder Mahlzeit den Kampf gegen die zerstörerische Krankheit erneut aufnehmen.

Gewonnen hat immer der, der lieben,
dulden und verzeihen kann.
Hermann Hesse

Papa

Über meinen Vater habe ich bisher noch nicht viel geschrieben. Das liegt daran, dass ich ihm so vieles zu sagen habe und trotzdem nicht weiß, was genau. Dass ich meine Gedanken und Gefühle ihm gegenüber manchmal selbst nicht verstehen kann. Deshalb wollte ich über ihn ein eigenes Kapitel schreiben.

Seit meiner therapeutischen Begleitung wurde ich mit Wut und Sehnsucht konfrontiert, die mir gar nicht bewusst waren. Ich stand vor einem großen Fragezeichen, wenn es um meinen Vater ging. Dahinter steckte so viel Unsicherheit und Feigheit. Was ich spürte, war: Papa, ich hab dich lieb, sogar unglaublich lieb, aber du fehlst mir schrecklich, und dieser Schmerz macht mich manchmal kaputt.

Wenn ich an meine ersten sechs Lebensjahre denke, erinnere ich mich an einen perfekten Vater. Auch meine Mutter hat mir immer wieder gesagt: »Du und Manon hättet keinen besseren Vater haben können.« Ich sehe Manon, Papa und mich abends gemeinsam das »Doppelte Lottchen« lesen. Gemeinsam am Strand von Ibiza in große Wassermelonen beißen, Besuche im Zoo, im Hallenbad, Legospielen und die Welt in riesigen Atlassen entdecken. Ich erinnere mich an viel Wärme, Liebe und Leichtigkeit. Ich erinnere mich an einen Vater, nach dem ich mich die letzten Jahre so sehr gesehnt habe.

Mein Vater war nach der Trennung meiner Eltern sehr beschäftigt. Und musste auch öfter verreisen. Ich kann mich nicht besonders gut an diese Zeit erinnern, doch ich bin mir sicher, dass er mir bereits damals mehr gefehlt hat, als es mir bewusst war. Im Laufe der Jahre hatten wir immer ein gutes, aber oberflächliches Verhältnis zueinander. Wir sahen uns jede zweite Woche und feierten zusammen die Feiertage. Also eigentlich nichts Tragisches dahinter, oder?

In meiner Therapie habe ich mich häufig mit der Beziehung zu meinem Papa auseinandergesetzt. Die enorme Sehnsucht nach ihm habe ich erst dadurch in den letzten Jahren kennen gelernt, und dies versuchte ich dann zu verarbeiten. Ich dachte lange, von ihm nicht genügend geliebt zu werden, nicht gut genug für ihn zu sein und für ihn eine Enttäuschung darzustellen. Ich kann nicht einmal sagen, woher diese Gefühle kamen. Vielleicht hätte er mir mehr Liebe und Zeit schenken sollen. Doch vielleicht stellte ich einfach zu hohe Ansprüche. Ich weiß es nicht.

Auch als ich zum zweiten Mal im Spital lag, abgemagert auf 29 Kilo, apathisch und blass an die Zimmerdecke starrend, war mein Vater da. Da, um meine Hand zu halten und mir Mut zu machen. Täglich telefonierte er mit mir und kam so oft zu Besuch, wie es ihm nur möglich war. Er setzte sich intensiv mit mir und meiner Krankheit auseinander und versuchte zu verstehen, was nicht zu verstehen war. Ich sah in seinen Augen Tränen und fand in seinen Armen Kraft und Zuflucht. Es machte mich unendlich traurig, dass ich ihm und auch meiner Mutter und meiner Schwester so viel Trauer und Schmerz bereitete. Das werde ich mir nie verzeihen. Doch damals erkannte ich endlich, dass ich geliebt werde. Erkannte, wofür und für wen es sich lohnt, zu leben, zu essen und zu trinken.

Es gab aber auch immer wieder Situationen, wo die Verzweiflung meines Vaters in Wut und Aggression kippte. Er ist einfach ein Mensch, der seine Trauer manchmal mit lautem Zorn überdecken muss. Das kann ich ihm nicht verübeln. Immer wieder versuchte er, mich wachzurütteln, mich mit allen Mitteln zum Essen zu bringen – sich selbst vor Verletzungen zu schützen. Doch mit diesem Verhalten setzte er mich psychisch unter Druck, und ich kam häufig nicht klar damit. Ich konnte auch nicht mit ihm darüber sprechen und flüchtete mich wieder in meine eigene Welt. Ich weiß, er wollte mich dadurch beim Zunehmen unterstützen, doch er setzte mich häufig unter Stress mit Fragen wie: »Wie viel wiegst du? Kannst du nun endlich wieder mehr essen?« Auch wenn Druck und Wutausbrüche manchmal ihren Platz brauchen, mir halfen sie nicht beim Zunehmen. Ich brauchte und wünschte mir viel Zeit, Liebe, Geduld und Motivation. Doch auch davon hat er mir viel gegeben. Und ich weiß, dass er selbst an seine Grenzen gelangte und durch eine sehr schwere Zeit musste. Das rechne ich ihm hoch an.

Später versuchte ich, mithilfe meines Therapeuten einen guten Draht zu meinem Vater zu behalten, um mit ihm ehrlich über meine Probleme und Gefühle sprechen zu können. Er hatte wie immer viel um die Ohren, doch trotzdem nahm er sich die Zeit für mich. Bei den Gesprächen ging es darum, keine Angst mehr zu haben, dass ich ihn enttäuschen könnte, und zu lernen, mich einzubringen und durchzusetzen. Unendlich dankbar bin ich ihm für all die Kraft, Liebe und Unterstützung, die er mir gegeben hat. Das schmerzhafte Gefühl, mich nach meinem Vater zu sehnen und ihn nicht an meiner Seite zu haben, verspüre ich noch heute. Jedoch weiß ich nun, dass er mit seinem Herzen immer bei mir ist.

Als ich das zweite Mal im Spital lag, bekam er eine weitere Tochter, Ayleen. Sie ist ein Goldschatz und der neue Sonnenschein in seinem Leben. Es freut mich für ihn, nochmals das Aufwachsen eines kleinen Töchterchens erleben zu dürfen, und ich hatte trotz des Neuankömmlings immer das Gefühl, auch sehr wichtig für ihn zu sein. Ich liebe dich, Papa…

Man muss die Welt nicht verstehen,
man muss sich nur darin zurechtfinden.
Albert Einstein

Ewige Odyssee

Manchmal fiel ich in eine tiefe Melancholie, und Fragen überschwemmten mich. Was will das Leben von mir? Was will ich von ihm? Kann diese Krankheit der Inhalt meines Lebens sein, es ausfüllen? Und manchmal erwachte ich dann aus meiner eigenen, unrealistischen Welt. Konnte der Tatsache, dass mich die Anorexie fest in ihren Bann gezogen hatte, ganz kurz in die Augen blicken. In so einem Moment kam der große Überlebenswille zum Vorschein, und ich wollte Ja zum Leben sagen. Ja zum Leben, Ja zum Lieben, Ja zum Lachen und Ja zum Essen. Weshalb diese Krankheit, dieses Monster, ausgerechnet mich ausgewählt hatte, fragte ich nicht mehr. Vielleicht hatte ich sie gewählt. War ich das eigentliche Monster? Was ich wusste: Die Magersucht war nun Teil meiner Lebensgeschichte. Sie gehörte zu meinem Schicksal und war eine Hürde, die ich bewältigen musste. Und nur ich war dafür verantwortlich, mein Leben wieder aufs richtige Gleis zu bringen.

Einmal – ich hatte gerade einen sehr schönen Tag mit Coco in der Stadt verbracht und war auf dem Heimweg – kam mir ein Mädchen, das ebenfalls Anorexie hatte, entgegen. Wir sahen uns in die Augen, es waren bloß einige Sekunden, und wussten es. Sie wusste es, ich wusste es. In ihrem Blick sah ich mich. Dieses Mädchen war mir ebenso fremd wie auch vertraut.

Es ist schwierig zu beschreiben, aber irgendwie erkannte ich mich in jedem Gesicht einer Magersüchtigen wieder. Wir alle hatten viel gemeinsam, dachten gleich. Die Anorexie hatte uns identisch geformt und zu einer Art Verwandten gemacht. Das macht Angst, schafft aber auch Nähe. Einige von uns suchen auch bewusst den Kontakt zu anderen Magersüchtigen, andere halten sich lieber fern. Ich mied den Kontakt absolut und wollte mich von dem Konkurrenzdenken, wer denn nun am wenigsten auf die Waage brachte, fernhalten.

Die Zeit verging, zwar langsam, trotzdem wurden die Tage irgendwann wieder spürbar kürzer. All meinen Bemühungen zum Trotz hatte ich über den Sommer kaum zugenommen. Ich erinnere mich an einen kühlen, frühherbstlichen Abend, als ich alleine zu Hause saß und einmal mehr mit dem Abendessen und meinen Gedanken kämpfte. Wieder stand ich an diesem Punkt der Unsicherheit und Verzweiflung. Als ob mich ein starker Sog wieder und wieder in die Tiefe ziehen würde. Das Essen fiel mir so schwer, es ging einfach nicht. Es war einer dieser Momente, in denen ich nicht mehr wusste, wer ich war. Was war richtig, was war falsch? Und dann schien sich ein Teil von mir, der einst fest zu mir gehört hatte, langsam in Luft aufzulösen. Und ich sehnte mich nach ihm.

Tagebucheintrag vom 15. August 2010:
Ich laufe, ich renne, ich spurte, ich weine, ich schreie, ich flehe, ich kann nicht mehr … Mein Herz rast, meine Hände zittern, ich habe Angst. All diese Gedanken, dieser Kampf, es reißt meinen Kopf auseinander. Jede Pore meines Körpers sehnt sich nach dem Hungern.

Ein ewiges Hin und Her, eine ewige Odyssee, hörte das denn nie auf?

Manon:
Jedes Mal, nach einer scheinbar erfolgreichen Diskussion, wenn mir Erleuchtung aus ihrem Gesicht entgegenzukommen schien, hatte ich das Gefühl, endlich auf dem Berggipfel angelangt zu sein. Dass der schwere Teil jetzt geschafft wäre. Oft handelte es sich jedoch nur um Minuten, bis ich erkennen musste, dass sich all meine Bemühungen als komplett wertlos erwiesen: Wenn sie mich kurz nach so einem Moment wieder fragte, ob sie in meinen Augen etwas zugenommen hätte. Es machte mich müde, wütend und nahm mir letztendlich die Hoffnung.

Was dann in einer Nacht Ende August geschah, werde ich nie vergessen und hinterließ tiefe Spuren bei mir. Noch einmal wurde ich richtig wachgerüttelt.

Ich lag seit einer Woche mit Bauchkrämpfen und Kopfschmerzen im Bett, hatte wegen einer Magenverstimmung immer wieder erbrechen müssen und konnte kaum etwas zu mir nehmen. Natürlich fühlte ich mich in dieser Situation nicht gut, doch vor allem war es sehr belastend, zu wissen, dass mein Gewicht so nicht stabil bleiben konnte. Ungewollt hatte ich in vier Tagen vier Kilo verloren. Eine unfassbar hohe Menge, selbst für mein eigenes Empfinden. Viel zu viel für mein Untergewicht. Und diesmal konnte ich doch wirklich nichts dafür!

An jenen Abend kann ich mich kaum erinnern, nur wenige Bruchstücke sind mir noch im Kopf. Ich lag mit leicht erhöhter Temperatur, starken Kopfschmerzen und Übelkeit im Bett. Meine Mutter und meine Schwester schliefen bereits tief, als ich mitten in der Nacht zur Toilette musste und mich durch die dunkle Wohnung tastete. Mein Körper war vollkommen ausgetrocknet, ich war wohl kreideweiß und fühlte mich zittrig auf den Beinen. Jeder Schritt war eine Anstrengung, und ich konnte meine Arme kaum noch heben. Plötzlich fiel ich ohnmächtig zu Boden.

Ab diesem Moment bekam ich nichts mehr mit. Mein kleiner Freund Coco bemerkte, dass etwas nicht stimmte, und weckte meine Mama und Manon mit Bellen und Winseln. Möglicherweise hat er mir so das Leben gerettet.

Die beiden fanden mich bewusstlos am Boden, dachten erst, ich sei tot. Manon tastete nach meinem Puls und rief den Notdienst. Ich kam wieder zu Bewusstsein, und meine Mutter legte mich vorsichtig auf das Sofa im Wohnzimmer. Fünfzehn Minuten später schon kamen die Sanitäter, gaben mir eine Infusion und fuhren mich ins nahe gelegene Spital. Dort kam wieder die ganze Prozedur mit Blutentnehmen und all den Tests, und ich kam langsam wieder zu mir. Mama und Manon saßen noch um drei Uhr morgens neben mir auf der Notfallstation. Für sie muss es – abermals – ziemlich hart gewesen sein.

Am frühen Morgen wurde ich dann in ein Zimmer gebracht, zuvor gewogen: 31,7 Kilo. Meine Temperatur war leicht erhöht, die Kopfschmerzen unerträglich, und der Magen schmerzte stark. Nach einigen Tests stellte sich heraus, dass ich eine Blutvergiftung, ausgelöst durch Salmonellen, hatte. Ein gesunder Körper kann eine Salmonellenvergiftung eigentlich verkraften, doch mein Immunsystem war zu sehr geschwächt, um sich groß zu wehren, und meine Organe drohten zu versagen.

Manon:
Ich hörte meine Mutter meinen Namen rufen oder – auf jeden Fall glaubte ich das. Ich rannte schnell aus meinem Zimmer und fand meine Mutter über Leonie gebeugt. Voller Fäkalien lag meine Schwester auf dem Wohnzimmerboden. »Jetzt ist es geschehen«, sagte meine Mutter. Ich kreischte und schrie laut Leonies Namen. Ich hoffte, sie damit irgendwie noch zu erreichen. Mama und ich waren überzeugt – jetzt ist Leonie tot.

Die ersten zwei Nächte im Spital waren sehr intensiv. Die Luft im Zimmer war stickig und legte sich wie ein heißer Film über mich, den ich nicht abstreifen konnte. Ich fühlte mich so kraftlos und krank, dass ich wieder dachte, sterben zu müssen. Ich spürte, wie mein Körper ums Überleben kämpfen musste. Ich machte mir viele Gedanken über das Sterben. Würde ich dabei Schmerzen haben? Würde ein helles, warmes Licht erscheinen? Wie würde meine Familie mit meinem Tod umgehen, und wie würden sie weiterleben? In mir herrschte große Angst und Ungewissheit. Ein Gefühl von Ohnmacht. Wieder begann ich stundenlang zu beten: »Lieber Gott, bitte noch eine Chance, noch eine Chance, noch eine allerletzte Chance.« Ich bedankte mich stundenlang für all das, was er mir im Leben geschenkt hatte: eine wunderbare Familie, ein eigentlich wunderbares Leben, ein Dach über dem Kopf.

Am zweiten Abend besuchten mich Manon, mein Vater und meine Mutter im Spital. Sie wirkten verzweifelt. Es tat mir so leid. Und ich spürte Abschiedsgefühle. Ich war überzeugt, sie alle drei zum letzten Mal zu sehen. Das letzte Mal den warmen Blick meiner Mutter, das liebe Lächeln meiner Schwester und den besorgten Gesichtsausdruck meines Vaters.

Es war schrecklich, mit Angst einzuschlafen, nicht zu wissen, ob ich je wieder erwachen würde. Endlich wurde mir klar, dass ich mein Problem JETZT in den Griff bekommen musste. Wenn Gott mir noch eine Chance schenken würde, dann wäre dies die letzte.

Ich bat die Ärzte um weitere Hilfe für die kommende Nacht. Sie verabreichten mir mehr Zusatznahrung und Flüssigkeit. Und obwohl die Substanz in den Venen brannte, war ich dankbar dafür, sie bedeutete Sicherheit. Beim Essen schaltete ich meinen ganzen Menschenverstand, den ich aufbrachte, ein und aß sehr gut. Die Krankenschwester brachte mir sogar noch frisches Gebäck, das ich ohne zu zögern aß. Und zum ersten Mal nach vielen Jahren trank ich eine warme

Milch. Sie war köstlich. Ich spürte plötzlich, dass ich das Essen brauchte, um zu leben. Und ich wollte leben.

Die Ärzte meinten, es sei knapp gewesen, und ich hätte einen großen Schutzengel an meiner Seite gehabt. Es mag für einige merkwürdig klingen, doch nicht umsonst heißt es »unser täglich Brot gib uns heute« – für mich war klar, dass Gott wollte, dass ich lebe, und er mir eine letzte Chance gegeben hatte und ich – quasi als Gegenleistung – endlich mein Problem anpacken und lösen musste.

Nach vier Tagen durfte ich wieder nach Hause. Mein Gewicht lag noch immer unter 32 Kilo, doch ich versprach, täglich zwei Ensures zu trinken und sehr gut zu essen. Meine Mutter hatte große Angst, mich nach Hause zu nehmen. Doch auch sie gab mir noch eine Chance und wollte mit aller Kraft erneut gegen meine Sucht ankämpfen. Sie nahm für eine Woche Urlaub und umsorgte mich 24 Stunden rund um die Uhr. Sie machte das, was ich am nötigsten hatte: Sie übernahm die absolute Kontrolle. Sie entschied, wann und was ich aß und trank. Ich durfte mich kaum bewegen, musste den ganzen Tag still im Bett liegen und überließ jegliche Entscheidung meiner Mutter. Es war das Beste, was ich machen konnte. Mama kochte für mich. Milchreis und Spätzli – Kindheitserinnerungen. Sie gab sich große Mühe und war riesig stolz, als sie sah, dass ich sogar »normales« Essen zu mir nahm. Und Manon umarmte mich immer und immer wieder und sagte: »Ich hab dich essend viel lieber.« Das war die beste Unterstützung, die ich je bekommen hatte. Ich sah das Glänzen in ihren Augen, und – ich aß.

Jeder Mensch hat die Chance, mindestens einen Teil der Welt zu verbessern, nämlich sich selbst.
Paul Anton de Lagarde

Neubeginn

Nach diesem Schockerlebnis lag mein Gewicht relativ zügig wieder bei 34 Kilo. Der Boden unter meinen Füßen schien nicht mehr zu wackeln, und ich kam wieder zu Kräften. Einerseits weil ich sehr viel trank und mein Körper endlich wieder die Flüssigkeit bekam, die er brauchte. Anderseits stellte ich mein ganzes Menü-Repertoire auf den Kopf und begann wieder vielseitiger zu essen: Reis, etwas Brot, Kartoffeln. Es fiel mir alles andere als leicht, aber – es musste sein. Mir war klar, dass ich dem Tod nur knapp von der Schippe gesprungen war und ich mich nun endlich ändern musste. Wieder bemühte ich mich, all die schönen Kleinigkeiten zu sehen und zu schätzen, für die es sich zu leben lohnt.

Man sollte doch meinen, dass diese letzten Monate und vor allem dieser erneute Aufenthalt im Krankenhaus gereicht hätten, um meine Anorexie endlich loszuwerden. So war es aber nicht. Täglich blickte ich kritisch in den Spiegel und sah ein

Mädchen, das sich in seiner Haut sehr unwohl fühlte – weil es zu dick war. Ich musste lernen, meine eigene Wahrnehmung als »unwahres Bild« zu betrachten, was mir bis heute schwerfällt. Es war manchmal sehr schwierig, und ich dachte oft: Ich kann nicht mehr, das ist einfach zu viel für mich, ich glaube, ich schaff das nicht. Ich wusste, ich musste essen, doch es widerstrebte mir so sehr. Aber irgendwie gelang es mir immer wieder, mich zu fangen und zu sagen: Ich kämpfe weiter. Egal, wie schwer es manchmal war.

Manon:
Ich blicke ziemlich kritisch auf all die Therapieprogramme für Anorexie-Erkrankte. Meiner Meinung nach sollte Vergangenes und selbst Aktuelles sekundär diskutiert werden. Den Erkrankten aufzuzeigen, welche Türen sich öffnen könnten, was sie mit einem gesunden Körper alles erwarten würde und wie schön das Leben doch eigentlich ist, würde viel schneller zu Erfolgen führen – da bin ich mir sicher.

Ich versuchte, meinen Alltag so gut wie möglich zu meistern. Obwohl meine Gedanken nach wie vor und viel zu oft ums Essen oder eben ums Nicht-essen-Wollen kreisten und mir keine Ruhe ließen. Abends war ich vom Druck und Stress, zu essen und zuzunehmen, oft so erschöpft, als ob ich einen zehnstündigen Arbeitstag hinter mir hätte. An einem Tag fühlte ich mich stark, trank tapfer die Ensures, die mir mit ihrer geballten Ladung an Kalorien immer etwas Angst einflößten, und versuchte jeden einzelnen Augenblick zu genießen. An anderen Tagen fühlte ich mich schwach und leer, Sinnlosigkeit und Trauer füllten meinen Kopf, und jeder Bissen war einmal mehr eine reine Qual. Ich zweifelte an mir, meiner Leistung, meiner Person und wünschte mir manchmal noch immer, mich in Luft aufzulösen.

Ich lernte, bewusst gegen solche Tage anzukämpfen. Die richtigen Ablenkungstaktiken sind entscheidend. Melancholie, Trauer, Mutlosigkeit können immer wieder auftauchen. Wichtig ist es, sich diesen Gefühlen nicht hinzugeben, sich nicht in sie fallen zu lassen und einen eigenen Weg zu finden, aus diesem Teufelskreis auszusteigen. Ich hatte das große Glück, meinen kleinen besten Freund Coco immer bei mir zu haben. Mit seinem süßen Hundeblick konnte er mir immer ein Lächeln entlocken. Ich war durch ihn nie allein, war gefordert und beschäftigt. Und er ist mir in vielen Situationen beigestanden, war immer für mich da. Coco hat mir therapeutisch sehr geholfen, und ich empfehle jedem, dem es möglich ist, sich ein Haustier zuzulegen.

Haushaltsaufgaben zu erledigen, hat mir auch immer gutgetan. Immer versuchte ich, mich mit etwas zu beschäftigen. Ich machte Einkäufe, die Wäsche, hielt die Wohnung tadellos sauber und versuchte, Manon und Mama jeden Tag eine kleine Freude zu bereiten. Eigentlich war ich dadurch viel zu aktiv für meinen körperlichen Zustand, aber ich konnte meinen Bewegungsdrang noch nicht so gut zügeln. Ich versuchte auch, mich geistig wieder fit zu machen: Zeitung lesen, Englisch lernen – ich versuchte alles, was mich irgendwie von meinen Gedanken, die immer wieder ums Thema Abnehmen und Gewicht kreisen wollten, abzulenken.

Weshalb will jemand, der an Anorexie erkrankt ist, sie kennt, mit ihr lebt, so dürr und zerbrechlich sein? Weshalb war es mir noch immer so unglaublich wichtig, dass ich meinen Oberarm mit einer Hand umfassen konnte, dass meine Jeans beim Gehen flatterten und meine Beine an zwei Streichhölzer erinnerten? Ich denke, dass man damit ein Bild seines Inneren zeigen möchte. Man ist – ich war verletzt, zerbrechlich und sensibel. Schrie nach Hilfe und Wärme. Sind es einfach die Probleme, von denen man sich loshungern möchte? Bis man ganz weg ist?

Dass ich sehr dünne Körper auch schön finde, will ich jedoch nicht verneinen. So ist es, und ich schreibe dies bewusst in der Gegenwart und nicht in der Vergangenheit. Dünne Körper finde ich schön. Ist das falsch? Die Rede ist nicht von einem magersüchtigen Körper, nein, aber von einem zerbrechlichen, irgendwie feenhaften Körper. Eine Leichtigkeit, die sich im Nichts aufzulösen scheint, verzaubert mich. Eine Widerspiegelung meiner Person. Diese strebt nach Perfektion, fühlt sich zerbrechlich, wünscht Leichtigkeit und Zärtlichkeit.

Ich weiß auch nicht, ob ich eine Zeitlang hoffte, dass mich jemand ansprechen würde, der ebenso von Feengestalten, einer märchenhaften Zwischenwelt fasziniert war, der sich deshalb für mich interessierte. Vielleicht war das manchmal so, aber andererseits war alles so persönlich und verzaubernd, dass ich es für mich behalten wollte. Meine Geschichte mit der Magersucht gehörte nur mir, und ich wollte nicht, dass sich andere einmischten und sie mir wegnehmen würden.

Und als ich meine Geschichte aufzuschreiben begann, habe ich alles mindestens zehnmal geändert. Je mehr ich über alles nachdachte, darüber brütete, desto mehr Gedanken tauchten auf, von denen ich nicht wusste, wie ich sie einordnen und bewerten sollte. Ich weiß, wie verwirrend und unlogisch sich so manches anhört. Ich kann es aber nicht klarer oder logischer formulieren – es ist, wie es ist.

Es lebt nur der, der lebend sich am Leben freut.
Meanander

Die Macht der Gedanken

Tagebucheintrag von 15. Oktober 2010:

Anorexie – früher dachte ich von dir:
Du bist meine beste Freundin, meine Familie
und immer an meiner Seite.
Du füllst mein Leben mit Inhalt, machst mich
glücklich, gibst mir eine Zukunft.
Mit dir bin ich nie allein.
Du lässt alle meine Probleme verschwinden und
kümmerst dich pausenlos um mich.
Mit dir erreiche ich alles und noch viel mehr.
Du bist mein Leben.

Anorexie – heute denke ich von hir:
Du bist meine größte Feindin, du hast mir beinahe
meine Familie genommen und ihr geschadet.

> Hast mir den Boden unter den Füßen weggezogen, mich zur Verzweiflung gebracht, mir alle Möglichkeiten genommen.
> Hast mich vereinsamen lassen, mir Probleme und reichlich Tränen beschafft. Mir den Weg ins Leben erschwert und mich beinahe sterben lassen.
> Du bist mein Tod.

Bei einem Gespräch mit meinem Therapeuten ging es wieder einmal um die Frage, weshalb ich mich nicht von der Anorexie trennen konnte. Eine Erklärung wäre gewesen, dass ich mich in meiner Kindheit immer nur als Zwilling, nie als ein Individuum in der Welt gesehen hatte. Immer waren es Manon und Leonie. Ich sah mich mit meiner Schwester Hand in Hand zum Kindergarten spazieren oder gemeinsam mit ihr die tiefsten Gedanken austauschen. Wir waren immer einfach »Manon und Leonie«. Es gab uns lange nicht als einzelne Wesen. Mit den Jahren wuchs Manon jedoch zu einem selbständigen jungen Mädchen heran. Sie entwickelte durch ihre Leidenschaft und ihr Interesse für die Musik eine eigene Persönlichkeit. Sie wusste, wer sie war und was sie wollte. Ich aber wusste es nicht. Ich fühlte mich plötzlich alleine und musste mir eine neue Begleiterin suchen. Ich fand die Anorexie. Erst nach langer Zeit wurde mir klar, dass sie mir schadete und ich mich von ihr verabschieden musste. Aber es machte mir so Angst, wieder alleine dazustehen.

Das ist der Punkt, wo die Auseinandersetzung mit sich selbst so wichtig wird. Man muss sich selbst ohne die Krankheit neu entdecken und kennen lernen. Was sind meine Stärken? Meine

Träume und Ziele? Was macht mir Freude? Und was macht mich als Person aus? Man muss sich neu als Mensch formen und lernen, sich und sein Leben zu lieben.

Tagebucheintrag vom 22. Oktober 2010:
Ich fühle mich wie ein kleiner Bergsteiger, der den Mount Everest bezwingen möchte. In der Mitte der Strecke stehe ich still, der Weg ist steil, und ich weiß, er wird es noch lange sein. Die weißen Wände wirken beängstigend und fremd. Oft rutsche ich ein Stück zurück, versuche aber erneut mit ganzer Kraft, meine Beine zu heben und Schritt für Schritt vorwärtszukommen. Dann blicke ich zurück und frage mich, ob ich nicht einfach wieder umkehren soll.

Es war Herbst, die Jahreszeit, die mein Herz so erblühen lässt wie sonst keine. Die winzigen Tröpfchen, die morgens zwischen den Grashalmen wie kleine Diamanten glitzern. Der herbe Duft der ausgetrockneten Blätter, die unter den Füßen so schön rascheln. Es war Herbst. Der Herbst, den ich mir und meinen liebsten Menschen im letzten Jahr gestohlen hatte. Kaum zu glauben, doch ich war schon seit etwas mehr als einem halben Jahr wieder zu Hause. Die Zeit war intensiv und verging sehr schnell. Und doch erwachte ich am Morgen noch immer dankbar, in meinem eigenen Bett sein zu dürfen. Es war so wundervoll, den Duft der eigenen Decke riechen zu können, morgens von meiner Mutter in die Arme genommen zu werden und ein so normales Leben wie möglich führen zu können. Seit meinen Spital- und Klinikaufenthalten war nichts mehr selbstverständlich. Spaziergänge, Tramfahrten, Schaumbäder, das Lachen meiner Schwester, all die kleinen Dinge im Leben lernte ich in vollen Zügen zu schätzen und zu genießen. Ich sah die Welt und das Leben nun mit ganz anderen Augen. Mit meinem Hund in die Stadt, unter die Menschenmassen zu gehen, war für mich ein neu gefundenes großes Abenteuer.

Endlich konnte ich von mir wieder behaupten, ich sei glücklich. Ich arbeitete hart an mir, hatte zwar öfters kleine Einbrüche und fiel manchmal wieder in tiefe Abgründe, doch ich konnte mich jedes Mal aufraffen, in den Himmel blicken und weiterkämpfen. Es war das erste Mal, dass ich glaubte, wieder leben lernen zu können. Das erste Mal, dass ich dachte, dass meine Therapie wirkte, dass ich endlich meine Magersucht besiegen konnte. Und das verdankte ich neben meinen Therapeuten und meiner Ärztin vor allem meiner Familie. In diesen letzten Monaten hatten mir meine Mutter und meine Schwester viel Zeit gelassen, mich wieder zu finden, sehr viel Zeit. Und sie ließen mich in keinem Tief allein, motivierten mich Tag für Tag von neuem. Wie oft saßen Manon und Mama mit mir auf dem Bett und versuchten, mir die Welt zu zeigen, die reale Welt, die anders war als meine eigene kleine, in die ich mich seit so langer Zeit zurückgezogen hatte. Wie oft mussten sie sich wiederholen, bloß damit irgendein kleines Bruchstück bei mir hängen blieb. Aber ich konnte nun wirklich wieder glauben, dass ich auf dem besten Weg war, gesund zu werden.

Jeden Tag ein kleines Stück mehr. Jeden Tag ein kleiner Schritt in Richtung Gesundheit. Jeden Tag von neuem die

Hoffnung, dass mein Vater eines Tages wieder einen Grund hatte, stolz auf mich zu sein, meine Mutter mich gerne umarmte und meine Schwester ruhig schlafen konnte. Irgendwann wollte ich Kinder haben, eine wunderschöne, stolze Flugbegleiterin sein, einen romantischen Kuss unter dem Eiffelturm bekommen oder in Russland einen Wodka trinken. Ganz ohne die Anorexie? Jetzt noch unvorstellbar. Aber ich merkte, dass es möglich war, wenn ich mir die dafür nötige Zeit nehmen würde.

Noch immer besuchte ich zweimal wöchentlich meine Therapeuten und ging einmal in der Woche zur ärztlichen Untersuchung, um Gewicht und Blut zu kontrollieren. Aber langsam kehrte ich in einen normalen Alltag zurück. Immer klarer spürte ich, dass man nur ein Leben hat und dieses in vollen Zügen genießen sollte. Und dann – endlich – wagte ich eines Tages den ganz großen Schritt und schickte meine Bewerbungsunterlagen einigen Fluggesellschaften. Egal, wie wenig ich wog – ich wollte endlich wieder ein Leben. Ich wollte mir endlich diesen lange gehegten Traum des Fliegens erfüllen.

Schnell erhielt ich einige Einladungen zu einem Telefongespräch und sogar zwei zu einem persönlichen Treffen. Eines in Zürich und eines in Frankfurt. Es war riesig aufregend, meinem großen Traum endlich ein Stück näher zu kommen. Ich bereitete mich intensiv auf die Vorstellungsgespräche vor und büffelte noch fleißiger Englischvokabeln. Ein Problem war und blieb aber, dass mich keine Fluggesellschaft mit meinem Gewicht aufnehmen würde. Mittlerweile hatte ich es zwar auf 35 Kilo geschafft, aber das war noch immer stark untergewichtig. In den Bewerbungsunterlagen hatte ich bei der Gewichtsangabe geschummelt, was wohl verständlich ist. Nie hätte ich sonst eine Gelegenheit bekommen, mich persönlich vorzustellen – und ich musste und wollte es einfach schaffen.

In mir war ein neues Gefühl erwacht: Ich wollte mir meine Träume erfüllen. Wollte jedem Tag die Chance geben, der schönste meines Lebens zu werden. Das waren nicht nur schöne Phrasen, ich spürte, wie mir Sätze wie diese Kraft gaben: Beginne zu leben. Jetzt!

In den letzten Jahren hatte tief in mir drinnen bloß noch die Magersucht Platz gehabt. Mein Körper hatte nur noch gearbeitet, um Kalorien zu verbrennen, und meine Seele war auf dem besten Weg gewesen, dem Leben den Rücken zu kehren. Doch nun versuchte ich, jedem Tag ein kleines bisschen Anorexie wegzupflücken, sie loszulassen und mit Leben und Freude zu ersetzen. Ich versuchte, ein neuer Mensch zu werden, ein viel besserer, ein gesünderer. Eine gute Tochter und eine gute Schwester wollte ich sein, eine junge Frau, die anderen Freude macht und Sinnvolles tut. Andere Menschen anzustrahlen und glücklich zu machen, das war mein neues Ziel.

Wirklich reich ist, wer mehr Träume in seiner Seele hat, als die Realität zerstören kann.
Hans Kruppa

Träume erfüllen

Es war der 18. Dezember 2010. Ich wog 36 Kilo und war nervös, schrecklich nervös. An diesem Tag hatte ich mein erstes Vorstellungsgespräch mit Assessment bei einer Airline. Der Gedanke, wirklich Flugbegleiterin werden zu können, war beinahe zu schön, um wahr zu sein. Ich rechnete nicht wirklich damit, eine Chance zu haben, doch unversucht lassen wollte ich es um keinen Preis.

Mit kleinen, müden Augen musterte ich mich um fünf Uhr morgens im Spiegel. Ich schminkte mir eine dicke Schicht Make-up und Puder auf die Haut, kämmte die Haare in einem eleganten Bogen aus dem Gesicht und band sie zu einem Pferdeschwanz zusammen, der meinem Rücken schmeichelte. Meine Lippen schminkte ich in einem dezenten Rot. Es war für mich ein sehr wichtiger Tag. Ein großer Tag. Während ich mich zurechtmachte, führte ich Selbstgespräche auf Englisch und ging immer und immer wieder meinen Lebenslauf durch.

Ich zog eine feine Bluse an und stieg in einen schicken gestreiften Hosenanzug, der mich erwachsener und femininer aussehen ließ. Unter der Hose trug ich drei Leggings, damit meine Beine etwas fülliger wirkten. Um den Hals band ich ein hellblaues Seidentuch, und ich trug den Perlenschmuck meiner Mutter. Hohe Schuhe und eine schwarze Ledertasche vervollständigten mein Outfit. Schließlich besprühte ich mich mit meinem besten Parfüm – fertig. Meine Mutter fuhr mich zum Bahnhof, drückte mir zum Abschied gefühlte tausend Küsse auf die Wangen und ermunterte mich: »Wie eine richtige Flugbegleiterin siehst du aus. Glaub an dich, dann schaffst du das!«

Meine Hände zitterten vor Aufregung. Immer wieder ging ich im Zug meine Notizen durch. Die vorhergehenden Wochen hatte ich mich einzig auf diesen Tag vorbereitet und sogar ein Kilogramm zugenommen. Um neun Uhr kam ich pünktlich am Flughafen an und ging zur Flugschule, wo das Assessment stattfand. Dort angekommen, lernte ich als Erstes die anderen neun Bewerber und Bewerberinnen kennen. Sie waren alle sehr sympathisch. Einige waren bereits erfahrene Flugbegleiter, wollten die Airline wechseln und hatten uns Neulingen viel zu erzählen. Sofort gelang es mir, Kontakte zu knüpfen. Man merkte es mir offenbar nicht an, dass ich seit Monaten kaum soziale Kontakte pflegte. Da ich weitaus die Jüngste, die Kleinste und bestimmt auch die Unerfahrenste war, schätzte ich meine Chancen als sehr gering ein. Doch ich wollte diesen Job unbedingt, was ich dann den ganzen Tag durch Charme und Einsatz zu beweisen versuchte.

Meine Nervosität war noch immer sehr groß, als sich uns eine Kabinenchefin und drei weitere operativ tätige Personen vorstellten. In ihren Augen sah ich die Leidenschaft für diesen Beruf, was mich noch mehr anspornte, an diesem Tag alles zu geben. Ihre Freundlichkeit ließ mich etwas ruhiger werden. In den nächsten Stunden absolvierten wir unzählige Tests. Zum Schluss gab es ein persönliches Vorstellungsgespräch von dreißig Minuten, und daraufhin mussten wir uns vor der Gruppe auf Englisch präsentieren. Das alles dauerte bis nachmittags um fünf. Ich hatte mein ganzes Herzblut, ja alles gegeben. Und mir schien, dass alles gut gelaufen war. Der Tag war lustig und aufregend, aber auch sehr anstrengend gewesen. Doch ich verließ den Flughafen mit einem sehr guten Gefühl: Ich konnte nicht mehr als hundert Prozent geben, und das hatte ich getan. Nun hieß es warten: In einer Woche sollten wir erfahren, ob wir einen Ausbildungs- und somit einen Arbeitsplatz bei der Airline bekommen würden.

Als ich müde und erschöpft im Zug nach Hause saß, vibrierte mein Handy. Ich hatte mit meiner Mutter oder meiner Schwester gerechnet, aber – es war die Kabinenchefin. Von einer Sekunde auf die andere war ich wieder hellwach und lauschte atemlos … »Wir waren von Ihnen heute sehr beeindruckt und möchten Ihnen gerne mitteilen, dass es uns freuen würde, Sie in unserem Team willkommen zu heißen.«

Ich kann mich nicht erinnern, wann ich zuletzt so glücklich gewesen war. Ich platzte beinahe vor Freude und Übermut und hätte beinahe tausendmal »Danke!« ins Telefon geschrien. Die Leute, die in meiner Nähe saßen, wirkten etwas irritiert, doch das war mir egal. Ich war so glücklich und konnte es kaum fassen. Ich zwickte mich in den Arm: Es war nicht bloß ein Traum!

Vor einem Jahr noch hatte ich mich mit 31,4 Kilo in der Klinik befunden, war todunglücklich, hatte keine Zukunft vor Augen, war bloß ein magersüchtiges Mädchen. Und jetzt – ja, gesund war ich noch nicht, aber voller Leben, Liebe und Leidenschaft. Ich schaffte es zwar noch nicht, mich ganz von der Anorexie zu trennen, aber ich war daran, mich von ihr zu verabschieden.

Im Februar 2011, in ein paar wenigen Wochen also, sollte meine vierwöchige Ausbildung zur Flugbegleiterin beginnen. Ich konnte es noch immer nicht fassen, doch ich sah es als Chance auf ein besseres und gesünderes Leben. Auf ein neues Leben! Ich stürzte mich ins Glück.

Am nächsten Morgen gab es bei meinem Vater und seiner Freundin einen kleinen Weihnachtsbrunch. Manon, Mama, Großmutter Hella, mein Bruder Jan und mein Onkel mit seiner Familie waren da. Wir feierten Weihnachten vor, da mein Vater die Festtage in den USA verbringen würde. Es machte mich schon ein wenig traurig, ihn diese Weihnachten nicht um mich zu haben. Doch manchmal sind Veränderungen auch ganz gut. Der Morgen jedenfalls war toll und für mich natürlich eine gute Gelegenheit, der ganzen Familie meine Neuigkeit mitzuteilen. Alle applaudierten vor Freude, als ich erzählte, dass ich die Stelle als Flugbegleiterin bekommen hatte. Mein Vater war sogar ein wenig stolz. Und das machte mich überglücklich. Es war ein bereicherndes Gefühl. Endlich hatte auch ich wieder einmal etwas Gutes erreicht.

Am 3. Februar 2011 war dann der große Tag da: Meine Ausbildung zur Flight-Attendant begann! Schon so lange hatte ich von diesem Beruf geträumt, und nun durfte ich ihn endlich erlernen. So lange Zeit hatte ich keine Gefühle mehr empfinden können, und nun war ich so glücklich wie lange nicht mehr. Das Überleben hatte sich gelohnt!

Die Morgenkälte kroch mir unter die Haut. Viele müde Augen blickten mir entgegen, und es war noch merkwürdig still am Bahnhof. Aber ich konnte mir ein Lächeln nicht verkneifen. In mir pulsierten Aufregung und Freude. Ich konnte es noch immer kaum fassen und befürchtete, gleich aus dem Traum zu erwachen. Aber es war kein Traum, es war wirklich wahr. Mich erwarteten vier anstrengende Ausbildungswochen. Wochen, in denen ich meine ganze Kraft und Leidenschaft für den Beruf aus mir schöpfen musste. Der Unterricht fand auf Englisch statt, und der Lernstoff stellte einige Anforderungen an mich. Aber ich nahm jede Hürde mit Freude.

Fast alle, die davon wussten, hatten daran gezweifelt, dass ich überhaupt eine Stelle bei einer Fluggesellschaft kriegen würde. Und noch mehr zweifelten sie nun, dass ich die Ausbildung schaffen würde. Aber meine Familie stand hinter mir und gab mir die nötige Kraft. Meine Mutter und meine Schwester unterstützten mich sehr, kümmerten sich um Coco und übten mit mir die französischen Ansagen auswendig. Trotz meiner großen Vorfreude hatte auch ich einige Selbstzweifel. Befürchtete, die nötige Energie nicht aufbringen zu können. Ängstigte mich davor, vor meinen Kolleginnen und Kollegen essen zu müssen, mich nicht genügend bewegen zu können, schwach zu sein und zu versagen. Ich wollte und durfte nicht zu dünn aussehen und musste mich dementsprechend kleiden. Aber – ich nahm all meinen Mut zusammen: Ich wollte ein besseres und neues Leben beginnen. Ich wollte diese Chance, mich von der Magersucht zu trennen, wahrnehmen und hoffte darauf, mich neu zu finden. Ich wusste, ich musste vom Gedanken »Leonie, die Magersüchtige« loskommen. Von dem traurigen Mädchen, das sich hilflos durchs Leben hungert. Ich wollte es, und doch tat dieser Abschied weh.

Das Bild »Leonie, die Flugbegleiterin« gefiel mir sehr gut und gab mir täglich viel Mut und Kraft. Aber auch dieser Versuch, gegen die Sucht anzukämpfen, war nicht leicht. An manchen Tagen fühlte ich mich zwar weit entfernt von ihr, stark und frei, doch dann überkam sie mich wieder und saß tief in meinem Kopf. In solchen Momenten war ich meinen Gedanken und Gefühlen hilflos ausgesetzt. Meiner inneren Trauer über das, was ich verlieren würde, und der ganzen Wut, die hervorkommen wollte, weil ich es versuchen wollte. Und dann war die Sehnsucht nach meinem anderen Ich, der Anorexie, wieder enorm.

Aber so hilflos, wie es jetzt tönt, war ich nicht. Ich hatte in meiner Therapie gelernt, gewisse Gefühle und Gedanken einzugrenzen. Ich hatte gelernt: Es geht nicht darum, wie ich diese Gefühle vermeiden kann. Wichtig ist, wie ich mit ihnen umgehe. Wie kann ich mich von ihnen abgrenzen, wie viel Raum lasse ich ihnen?

In der Ausbildung nahm ich Tag für Tag tausend Eindrücke und Informationen auf. Die Schulung war aufregender als ein guter Krimi und bereitete mir richtig Freude. Sie brauchte viel Energie. Energie, die ich so lange nur für die Magersucht aufgewendet hatte. Jetzt nutzte ich sie für den Beruf. Meinen Traumberuf. Ich konnte mich von der Anorexie abgrenzen, schaffte es, ihr weniger Raum zu geben und mich voll aufs Lernen zu konzentrieren. Und es war wundervoll! Ein Gefühl von Freiheit beflügelte mich. Es gab plötzlich viel Platz für schöne Dinge im Kopf. Platz zum Lachen. Platz zum Lernen. Platz für das Leben. Seit Jahren waren meine Tage ausgefüllt gewesen von selbstzerstörerischen und melancholischen Gedanken. Gedanken, die mich hungern ließen, mich krank machten und schier sterben ließen. Nun gelang es mir endlich, der Krankheit nicht mehr den Platz zu geben, den sie verlangte. Ich schaffte es sogar, sukzessive meinen Ernährungsplan zu erweitern. Trinken löste keinen Stress mehr aus, und mit der Anspannung nach dem Essen konnte ich langsam, aber sicher gut umgehen. Selbst mit dem Gefühl des Genießens versuchte ich mich wieder anzufreunden.

> Tagebucheintrag vom 23. Februar 2011:
> Vor einem Jahr betrachtete ich die Magersucht noch als eine kleine Fee. Eine süße Fee, die links über meiner Schulter schwebte. Sie war ein Teil von mir, den ich nicht mehr hergeben wollte. Nun wanderte sie auf die rechte Seite meiner Schulter und entwickelte sich zu einem fiesen Giftzwerg. Dieser Zwerg beißt mich andauernd in den Hals, zwickt mich und möchte mich einfach nicht in Ruhe lassen. Er belästigt meine Familie, mein Leben und mich. Deshalb kämpfe ich, wann immer er kommt, tapfer gegen ihn an.

Die vier Wochen Ausbildung machten mich glücklich und gaben mir Hoffnung auf ein besseres Leben. Endlich hatte ich das Gefühl, am richtigen Ort angekommen zu sein. Die Suche nach dem gewissen Etwas war zu Ende. Die ganze Welt der Fliegerei inspirierte mich sehr. Ich lernte alles über Sicherheit an Bord, Erste Hilfe, Kommunikation, Evakuation, Feuerbekämpfung und, und, und. Und es erstaunte mich, wie wichtig eine Flugbegleiterin an Bord ist. Es heißt, sie sei Augen, Nase und Ohren des Piloten. Natürlich waren auch Service- und Beautykurse Teil der Schulung, das war aber eher nebensächlich.

Ich lernte viele tolle Persönlichkeiten kennen. Schon lange hatte ich nicht mehr so intensiven Kontakt zu freundlichen und vor allem gesunden Menschen gehabt. Es war herausfordernd und sehr schön. Ich konnte meine schüchterne Art meistens verstecken und mich endlich wieder anderen Menschen annähern. Die Mittagspause verbrachten wir gemeinsam. Dabei beobachtete ich, wie leidenschaftlich und voller Zufriedenheit andere essen konnten. Sie konnten genießen, konnten sogar während des Essens lachen, und sie konnten dabei toll aussehen, was für mich fast ein Schock war. Auch die Größe der Portionen erstaunte mich sehr. Vielleicht aßen sie ja bloß für mich viel, aber es tat gut, einen Kontrast zu mir selbst zu sehen. Mir war die Normalität fremd geworden.

Es gibt auf Erden keinen Kummer,
den der Himmel nicht heilen könnte.
Thomas Morus

Über den Wolken

Am 27. März 2011 klingelte mein Wecker um drei Uhr in der Früh. In mir kribbelte es vor Vorfreude und Nervosität. Es war ein besonderer und wichtiger Tag für mich. Es war der Tag meines ersten Fluges – er führte mich nach Palma de Mallorca. Leise, um Manon nicht zu wecken, schlich ich auf Zehenspitzen durch die Wohnung. Zuerst ein kurzer Kontrollblick auf die Waage. 37,8 Kilo! Dann ab in die Küche, wo ich mir das Frühstück zubereitete. Wie üblich schnitt ich einen Apfel in kleine Würfel und mischte diese in einen Ensure-Drink, den ich langsam auslöffelte. Danach trank ich eine Tasse heißen Kaffee, putzte die Zähne, ging unter die Dusche, wusch und puderte mein Gesicht, zog die Lippen rot nach, akzentuierte meine Augen mit einem schwarzen Lidstrich, steckte meine Haare hoch.

Endlich schlüpfte ich in meine nigelnagelneue Uniform – ein wunderschöner, dunkelblauer Streifenanzug. Ich steckte das Namensschild ans Revers, legte eine goldene Uhr um und schmückte meine Ohrläppchen mit funkelnden Perlen. Noch ein Hauch Parfüm, das mich an die Provence erinnerte, und der Tag konnte beginnen. Zum ersten Mal fühlte ich mich wie eine richtige Flugbegleiterin.

Um vier Uhr fuhr mich meine Mutter zum Flughafen, sie hatte darauf bestanden. »Immerhin ist dies ein besonderer Tag!«, sagte sie. Wie immer stand sie mir zur Seite.

Pünktlich traf ich meine Crew im Operation Center, wo das Briefing stattfand. Alle waren motiviert und strahlten trotz der frühen Morgenstunde gute Laune aus, für jeden gab es ein Hallo und ein Lächeln. Wir erhielten die wichtigsten Fluginformationen, Wetterprognose, Flugzeit, Passagierzahl, besondere Details, und kurz darauf konnte es losgehen. Im Flugzeug angekommen, platzte ich schier vor Freude: Ich fühlte mich wohl hier und zu Hause. Konzentriert absolvierte ich die Sicherheitskontrolle, die zu den wichtigsten Aufgaben einer Flugbegleiterin gehört, dann trafen auch schon die Passagiere ein. Jeder bekam von mir ein freundliches »Guten Morgen« oder ein »Bonjour«. Es braucht so wenig, jemandem ein gutes Gefühl zu geben!

Kurz vor dem Start machten wir die übliche Sicherheitsdemonstration. Eine Aufgabe, die ich mit großem Stolz erledigte. Natürlich war ich extrem nervös. 350 Augen konnten meine Bewegungen verfolgen. Ich fühlte mich wie eine Schauspielerin auf der Bühne und wollte das Bild einer schönen und professionellen Flugbegleiterin abgeben: gerade stehen, die Bewegungen klar und elegant ausführen und selbstverständlich immer lächeln. Ich zeigte, wie man die Sitzgurte richtig öffnet und schließt, wo sich die Notausgänge befinden und wo die »Sicherheit an Bord«-Karten, wie im Notfall die Sauerstoffmasken richtig benutzt werden und wie die Schwimmwesten. Meine erste Demonstration verlief tadellos – der Flug konnte beginnen.

Auf dem Runway, kurz vor dem Start, war Konzentration gefragt. Einen Moment lang schweigen und nochmals in Gedanken alle Sicherheits- und Evakuierungsverfahren durchgehen. Dann – endlich – rasten wir über den Boden und hoben ab. Ein Kribbeln im Bauch, Freude, Glück, Dankbarkeit. Eine Flut von Emotionen überwältigte und erfüllte mich. Ein Moment, in dem ich definitiv wusste, dass sich das Leben lohnt.

Nach diesem ersten Flug lebte ich mich schnell bei meiner Fluggesellschaft ein. Die Arbeit war Balsam für meine Seele. Ich war stolz, eine Flugbegleiterin zu sein, und liebte meinen Beruf über alles. Es war ein enorm schönes Gefühl, Teil einer Firma zu sein. Gebraucht zu werden. Morgens aufzustehen, mich für die Arbeit bereit zu machen, Pflichten wahrzunehmen. Das Fliegen wurde zu einem wichtigen Teil meines Lebens und machte mich überglücklich.

Zu wissen, dass ich für die Sicherheit und das Wohlergehen der Passagiere mitverantwortlich war, war eine tolle Herausforderung. Ich liebte es, jedem Gesicht entgegenzulächeln und dabei meistens ein Lächeln zurückgeschenkt zu bekommen. Es machte mir Freude, die Willkommensansage in drei Sprachen durchzugeben, in der Kabine zum Rechten zu schauen und dem Cockpit hin und wieder einen Besuch abzustatten.

Die Zwischenmahlzeiten mit meinen Arbeitskollegen, die wir oft im Flieger einnahmen, genoss ich richtiggehend. Es ging so ungezwungen zu und her, dass ich mir bald keine Sorgen mehr darüber machte, wie ich das gemeinsame Essen hinter mich bringen würde. Alle redeten, lachten und kauten irgendwie gleichzeitig, und ich fühlte mich nie beobachtet, wovor ich am meisten Angst gehabt hatte.

Die Integration in ein eigenständiges Leben war ein großer Schritt in Richtung Gesundheit. Zu dieser neuen Welt ließ ich der Anorexie keinen Zugang. Als ich die Möglichkeit zur Ausbildung bei der Fluggesellschaft bekommen hatte, war mein Gewicht noch viel zu tief gewesen. Dass meine Vorgesetzten dem offensichtlich zu mageren Mädchen überhaupt eine Chance gegeben hatten, verdanke ich wohl dem Schicksal. Vielleicht überzeugte ich aber auch mit Ehrgeiz und Motivation. Oder vielleicht lag es an dem groß geschnittenen Hosenanzug, den ich am Bewerbungsgespräch trug und hinter dem ich mein ungesundes Erscheinungsbild zu verstecken versuchte? Manchmal frage ich mich auch, ob ich es ganz einfach dem lieben Gott verdanke.

Die Menschen, die ich bei der Arbeit kennen lernen durfte, haben mir unbewusst sehr geholfen. Man nahm mich liebevoll auf und akzeptierte mich als den Menschen, der ich wieder zu sein versuchte. Von meiner Krankheit erzählte ich niemandem, zu groß war die Angst, den Stempel »magersüchtig« aufgedrückt zu bekommen. Es ist nicht leicht zu genesen, wenn man von den anderen als krank und zerbrechlich betrachtet wird. Wer hätte da mit mir zusammen arbeiten können und wollen? Wäre es überhaupt zumutbar gewesen? Ganz zu schweigen davon, dass ich geschont und in meiner Leistungsfähigkeit unterschätzt worden wäre.

Als Flight-Attendant muss man körperlich und psychisch sehr belastbar sein. Schwere Trolleys schieben, auf mögliche Notfallsituationen vorbereitet sein, sich immer wieder intensiv konzentrieren und stundenlang lächeln. Zugegeben, keine dieser Anforderungen passt zu einem anorektischen Mädchen. Doch ich schaffte es. Ich schob die schwersten Trolleys, war mit meinem Kopf immer bei der Sache und strahlte auch die anspruchvollsten Passagiere an. In der Luft ließ ich die Magersucht am Boden zurück.

Ich war einfach glücklich, und meine Arbeit bestätigte mir jeden Tag, dass auch ich ein Plätzchen in dieser großen Welt gefunden habe. Das half mir, den Kampfgeist gegen meine Magersucht aufrechtzuerhalten. Beinahe hatte mich meine Krankheit in den Himmel gebracht, und nun durfte ich selbst entscheiden, dass dort mein richtiger Platz ist!

Werde, der du bist!
Friedrich Nietzsche

Irgendwann bin ich frei

Nun wollte ich endlich ganz frei sein. Ich spürte eine solch impulsive Kraft in mir, dass ich mir sicher war, dass ich es schaffen würde. In den vergangenen Wochen, in denen ich arbeiten durfte, hatte ich von Tag zu Tag mehr Mut entwickelt, meine Anorexie zu überwinden. Endlich konnte ich den Kontrast zwischen einem gesunden und einem kranken Leben sehen, den Unterschied zwischen Normalität und Anomalität erkennen, richtig und falsch voneinander unterscheiden. Und dennoch konnte ich nicht sagen, dass ich mich von der Magersucht ganz gelöst hätte. Meine Hassliebe zu ihr blieb präsent. Ein unglaublich großer Hass und eine unglaublich große Liebe. Die Magersucht blieb meine größte Leidenschaft. Aber ich wusste nun: Meine Leidenschaft schafft großes Leid.

Die Vorstellung, eines Tages ein suchtfreies Leben leben zu können, erfüllte mich mit Freude und Hoffnung. Zugleich aber verspürte ich oft große Unsicherheit und tiefe Angst. Die fest eingebrannte Einstellung, Essen sei schlecht, war schwer zu ändern. Das Bedürfnis, mir selbst meine Fähigkeit zur Disziplin durchs Hungern zu beweisen, war nicht einfach verschwunden. Deshalb meldete sich nach einer eingenommenen Mahlzeit oft noch ein schlechtes Gewissen. Der automatische Kontrollblick in den Spiegel, ob und, wenn ja, wie sich mein Körper verändert hatte, blieb. Und meistens sah und empfand ich mich nach dem Essen als viel dicker als zuvor. Ein gemeiner Trugschluss der Anorexie.

Viel wesentlicher aber war, dass ich gelernt hatte, dass und wie ich den Kampf gegen meine Sucht täglich neu antreten konnte. Dank meiner neuen Tätigkeit, meinen intensiven Therapiestunden und der Unterstützung meiner Familie hatte ich langsam, aber sicher einen starken Kampfgeist entwickelt. Ich konnte nun mit Stolz sagen, dass mich die Magersucht zwar noch jeden Tag begleitete, mein Leben aber nicht mehr steuerte. Ja, ich hatte das Steuer selbst in die Hand genommen.

Ich hatte die Hoffnung, die Anorexie irgendwann ganz zu überwinden. Ich wollte es schaffen, ich konnte es schaffen. Ab und zu ließ mich die Magersucht nun auch zu Hause mit mir in Frieden sein, auch wenn weder Manon noch Mama da waren, und ich fühlte mich rundum glücklich. Zwischen Mama, Manon und mir herrschte nun immer öfters eine friedliche Stimmung. Ich ging mit Coco, um den sich, wenn ich arbeitete, Mama oder auch Manon kümmerten, aus dem Haus und freute mich auf die Menschen in der Stadt. Über mir spannte sich der blaue Himmel, unendlich hoch, unendlich weit. Die bunten Blätter schmückten die Baumallee vor mir, und Coco versteckte sich freudig im Laub. Wie oft hatte ich in den Abgrund meiner Gefühle und Gedanken geblickt und konnte nichts anderes wahrnehmen. Aber an Tagen wie diesen schaffte ich es jetzt mühelos, das Leben mit anderen, neuen, wachen, strahlenden Augen zu sehen. Dann saugte ich gierig jedes noch so kleine Detail der Welt auf. Freute mich an der frischen Luft und einer gewöhnlichen Tramfahrt durch die Stadt. Ich hatte gelernt, das Leben wieder mit Freude zu leben. Das war einer der wichtigsten Schritte auf meinem Weg zur Freiheit.

Irgendwann hatte ich begonnen, mir kleine Botschaften und Motivationen aufzuschreiben wie: »Ich mache es für meine Familie«, »Ich möchte einmal Kinder haben«, »Ich werde in Japan die Kirschbäume blühen sehen« oder »Ich werde einmal ein Buch schreiben«. Wenn man etwas schwarz auf weiß vor sich hat, werden gewisse Dinge greifbarer. Manchmal stellte ich auch ein Foto meiner Familie neben meinen Teller, um zu sehen, für wen ich kämpfte. Meine Mutter und meine Schwester hatten mir in den letzten Monaten immer wieder ins Gewissen geredet, sobald sie merkten, dass mich die Sucht abermals in ihren Sog ziehen wollte. Sie behaupteten, es an meinem Blick und an meiner Stimme zu erkennen, dass ich mich anders bewegen und anders verhalten würde. Als ob da eine andere Person in mir lebte. Und so ist es ja auch irgendwie. Doch es gelang mir je länger, je besser, selbst zu erkennen, dass nun wieder die Magersucht die Kontrolle übernehmen wollte, und mich dann an die gesunde lebensfrohe Leonie zu erinnern, die der Magersucht die Luft nehmen konnte. Auch wenn ich in diesen Momenten oft das Gefühl hatte, selbst dabei zu ersticken

Ich wusste nun, dass ich mit viel Zeit, Kraft und Wille irgendwann würde sagen können: Ich bin frei!

Für den Optimisten ist das Leben
kein Problem, sondern die Lösung.
Marcel Pagnol

Jetzt

Nun schreibe ich nicht mehr in der Vergangenheit, sondern in der Gegenwart. Jetzt, kurz bevor dieses Buch erscheint, weiß ich: Es führt zu nichts, im Abgrund nach Licht zu suchen.

Manchmal erlebe ich mich nun als richtigen Sonnenschein. Und so, wie ich nach außen strahle, so fühle ich mich oft auch innerlich. Wahrscheinlich gehe ich heute einigen sogar auf die Nerven mit meinem permanenten Optimismus und der andauernden Freundlichkeit. Doch es lebt sich so eben leichter. Endlich ist es nicht mehr mein Ziel, die eigenen Rippen zählen zu können. Viel größer ist nun der Wunsch, ein wunderbarer Mensch zu sein. Andere zu lieben und mir bewusst zu sein, dass auch ich es wert bin, geliebt zu werden.

Ich möchte es eigentlich vermeiden, in meinem Leben mit der Anorexie etwas Gutes zu sehen. Es war ein Irrweg. Kein guter Weg. Eine Einbahnstraße. Und trotzdem ist es so, dass ich heute nicht da wäre, wo ich bin, hätte ich das alles nicht durchgemacht. Für meine Mutter, meinen Vater und meine geliebte Schwester wird es wohl eine Frage der Zeit sein, bis sie diese Jahre, die sie mit meiner Krankheit verbringen mussten, verarbeitet haben. In gewissen Punkten rückten wir dadurch näher zusammen, in anderen entfernten wir uns voneinander. Missverständnisse und Gefühle von Wut, Angst und Trauer kommen nach wie vor häufig zum Vorschein. Das kann ich niemandem verdenken. Es war eine schwere Zeit, und jeder von uns muss seinen eigenen Weg finden, mit der Vergangenheit umzugehen. Meine Schwester empfand oft viel Wut wegen meiner Geschichte. Meine Mutter und mein Vater mehr Ohnmacht. Das löst bei mir zwar ein schlechtes Gewissen aus, damit muss ich nun aber leben. Jetzt brauchen sie ihre Zeit, alles zu verarbeiten. Die haben sie mir sehr lange auch gegeben. Ich werde sie ihnen lassen.

Ich würde so gerne sagen können: Ich habe den Schlüssel gefunden, mit dem man die Suchtkrankheit hinter einer dicken Betontür wegschließen kann. Ich würde so gerne sagen können: Ich bin endlich wieder ganz gesund. Aber das wäre nicht die Wahrheit. Ich kämpfe noch tagein und tagaus mit der Magersucht. Es ist und wird wohl noch lange eine schwierige Geschichte bleiben. Noch immer kann ich nicht alles essen, fürchte mich vor gewissen Nahrungsmitteln und trinke nach wie vor zu wenig. Der Begriff »Genuss« ist mir zwar nicht mehr fremd, doch trotzdem noch nicht geheuer. Nach dem Essen werde ich noch viel zu oft unruhig und fühle mich unwohl. Ich kaue zu viele Kaugummis und achte streng auf jede Veränderung meines Gewichts. Und ja, bereits heute leide ich an den ersten Folgen der Magersucht: Ich habe Osteoporose, niedrige Blut- und Leberwerte, dünnes Haar und – wohl deshalb, weil ich so lange Zeit zu wenig trank – wieder Nierensteine.

Aber – ich weiß heute, dass ich die Magersucht in mir trage und dagegen ankämpfen muss. Es ist mein großer Wunsch, mein Leben ohne diese Krankheit zu leben. Ich weiß, dass es einmalig ist, meine Familie wunderbar und mein Schutzengel großzügig. Das Fundament, auf dem ich ein gesundes Leben aufbauen kann, ist gelegt. Nicht zuletzt dank der Fliegerei. Ich habe meinen Traumberuf gefunden!

Die Anorexie hat sich viel Zeit genommen, mich langsam kennen zu lernen und ein Teil von mir zu werden. Nun brauche ich viel Zeit, sie wieder gehen zu lassen und mich, Leonie, neu zu finden.

Gedanken meiner Mutter

»Ich bin die Mutter einer magersüchtigen Tochter.«

Ich habe geweint, geschrien, gebetet, gehofft und weggeschaut. Ich fuhr im Auto auf eine Kurve zu und dachte: Was ist, wenn ich einfach geradeaus fahre? Die Sehnsucht, dass der Schmerz über mein sterbendes Kind endlich aufhört, wurde immer größer. Leonie lag im Spital, Manon war zu Hause, ich habe gearbeitet, was mich geerdet hat, und irgendwie war ich in der Zeit, in der Leonie zwischen Spital und Klinik pendelte, wie in einem falschen Film. Ich wünschte, das alles hätte mit mir nichts zu tun, ich sei nur Zuschauerin in einem Horror-Drama – aber ich war und bin die Mutter einer magersüchtigen Tochter.

Wir verbrachten Weihnachten und Neujahr im Spital. Um zehn Uhr mussten Manon und ich wieder gehen. Neben meinem Kind lag eine alte Frau, die wimmerte. Leonie hatte ihre zweite Magensonde gelegt gekriegt. Ein halbes Jahr lang ging ich nach der Arbeit Tag für Tag zu ihr. Habe versucht, sie zu motivieren, sie angeschrien, gedroht, geschwiegen, versucht abzulenken. Frank und Manon waren meist dabei. Ich durchlebte die Hölle, habe es kaum ausgehalten, es brach mir das Herz, mein so geliebtes Kind zu sehen, das lieber sterben wollte, als zu essen und zu trinken. Leonie fielen die Haare aus, sie hatte wunde Druckstellen. Nur schwer konnte ich mich überwinden, sie in den Arm zu nehmen, nur noch Knochen zu halten. Ich hätte sie nicht nackt sehen können, es hätte mich emotional umgebracht. Das, was sie ihrem Körper antat, geschah in meinem Herzen, ein langsames Sterben. Wenn auch nur, um den Schmerz nicht mehr zu spüren.

Wann ist meine Tochter in die Magersucht geraten? Irgendwann, vor vielen Jahren. Als ich eine Essstörung bemerkte, war sie schon mittendrin, wie sie mir später erzählte. Es begann damit, dass sie nur noch Curry-Instantsuppen aß, ständig Magenprobleme hatte, sich aber nicht helfen ließ. Da hätte ich sie zu einem Arzt bringen müssen. Doch sie war so hartnäckig, ich hatte nicht die Kraft, mich gegen sie durchzusetzen. Erst als sie gar nichts mehr aß, fast nichts mehr trank, habe ich sie ins Spital zwangseingeliefert. Sie hat geschrien, wollte nicht bleiben. Auch als ihr die Ärzte sagten, sie schwebe in Lebensgefahr – es war ihr einfach egal. Leonie wollte sich auflösen, nicht mehr sein. Da bin ich zum ersten Mal hart geblieben, gegen ihren damals kranken Willen. Für ihr Leben. Es war ein nicht enden wollender Albtraum. Wir befanden uns in ihrer abgekapselten Welt.

Leonie zu sagen, sie sehe gut aus, war für sie das Schlimmste. Ihr zu sagen, sie sehe aus wie der lebende Tod, wie der absolute Horror, war für sie ein Kompliment. Sie schob mit letzter Kraft ihren Infusionsständer durch den Spitalgang, um noch ein paar Kalorien mehr zu verbrennen. Stolz erzählte sie, dass sie oft stundenlang nur leicht bekleidet auf dem Spitalbalkon ausharrte, um zusätzliche Kalorien zu verbrennen. Ich war so wütend auf sie… und so hilflos. Ich wollte sie schütteln, zur Vernunft bringen. Sie sollte nur wenigstens einen Bissen essen, doch sie konnte nicht. Jahrelang hat sie uns belogen, es sei alles gut, sie habe schon gegessen, würde noch essen. Sie war ein Profi darin – wie wohl alle Suchtkranken.

Nie vergesse ich den Moment, als ihr die erste Magensonde gelegt wurde. Ich musste das Zimmer verlassen. Als ich wieder hereinkam, hatte sie rote Flecken im Gesicht und weinte. Doch das Erste und Einzige, was sie zu mir sagte, war: »Mama, schau mal meine dicken Oberschenkel.« Da war mir klar, ich hatte sie an die Anorexie verloren. Und ich fällte einen Entscheid: Ich war bereit, sie ins Leben zurückzubegleiten. Doch ich war nicht bereit, sie in den Selbstmord zu begleiten, den sie zu begehen entschlossen war. Diesen Weg hätte sie ganz alleine gehen müssen – ich wäre daran zerbrochen. Bin es die letzten Jahre immer mal wieder beinahe.

Weshalb geriet meine Tochter in die Magersucht? Ich weiß es nicht. Es ist wohl eine Kombination von allem. Die Trennung von Frank und mir, die Situation, eine Zwillingsschwester zu haben, die Freunde hatte, ohne sich anzustrengen, und immer wusste, was sie wollte. Erschreckenderweise sagt Leonie heute, sie habe einfach ein bisschen abnehmen wollen. So einfach, so tragisch. Heute ist sie zurück im Leben. Sie lacht, hat neue Freunde, isst, hat ihren Beruf, den sie liebt, und erzählt nun ihre Geschichte. Und sie kämpft nach wie vor. 24 Stunden am Tag. Gott sei Dank nicht mehr gegen das Leben, sondern gegen die Sucht.

Ich kann aus dem um ein Haar tödlichen endenden Drama allen Eltern nur eines raten: Ändert Ihr Kind seine Essgewohnheiten, schauen Sie genau hin, schauen Sie nie weg, und handeln Sie schnell!

Gedanken meines Vaters

»Bleischwer.«

Dieses Kapitel zu schreiben, fällt mir schwer. Sehr schwer. Es handelt von einem der schlimmsten Jahre meines Lebens, 2009. Es gibt nichts Schlimmeres für einen Vater, als wenn sein Kind stirbt. Wir wussten nicht, ob Leonie überleben würde.

Es ist die Ohnmacht als Außenstehender, die einen verzweifeln lässt. Normalerweise versucht man, dem Süchtigen etwas wegzunehmen. Nicht so bei Magersüchtigen – jemandem etwas gegen seinen Willen zuzuführen, scheint noch schwieriger, als jemandem etwas zu entziehen.

Ich werde das Bild nie mehr vergessen, als meine geliebte Tochter Leonie gegen ihren Willen – sie war siebzehn – mit einer Magensonde künstlich ernährt werden musste: Ein Schlauch mit brauner Flüssigkeit ernährte sie durch die Nase. Wie schön ein gemeinsames Essen sein könnte. Wie schön das Leben sein könnte. Wie schön Leonie sein könnte.

Als Leonie mir etwas später erzählte – sie war noch immer schwerkrank –, sie würde beginnen, ihre Krankheitsgeschichte als Buch niederzuschreiben, war ich mir nicht sicher, ob dies nur eine weitere List war, um von der Anorexie abzulenken. Trotzdem habe ich ihr Mut gemacht. Vor allem wegen ihr selbst, in der Hoffnung, einen Teil dieser schrecklichen Krankheit so Wort für Wort, wortwörtlich zu verdauen. Und auch ein wenig, weil ich darin eine Chance für andere betroffene Jugendliche und ihre Eltern sah, das schreckliche Gesicht dieser absurden Krankheit zu erkennen und für sich einen Weg zu finden, damit umzugehen, und einen Ausweg.

Ein weiteres Bild, das sich mir eingeprägt hat: Es war die Vernissage eines bekannten Fotografen Ende August 2009 in Zürich. Großformatige Fotografien von übergroßen Stars an den Wänden, welche die Lokalprominenz noch kleiner erschienen ließen. Zwischen Prosecco und Amuse-Bouches meine beiden Zwillingstöchter Leonie und Manon, beide blass, Leonie noch blässer in ihrem weißen Kleidchen – mir fiel zum ersten Mal auf, wie dünn sie geworden war. Ich reichte ihr einige der Apéro-Häppchen. Ihre Zwillingsschwester Manon fuhr dazwischen. Es sei schon gut, sie würden zu Hause noch etwas essen. Etwas stimmte nicht. Tags darauf klärte mich Flavia auf, dass Leonie schon längere Zeit unter Essstörungen litt. Das konnte doch so schlimm nicht sein. Was ich darunter zu verstehen hatte, wusste ich zu diesem Zeitpunkt noch nicht. Auch nicht, was dies für uns, und vor allem für Leonie selbst, bedeutete.

Ich las über die Krankheit und musste zuerst überhaupt erkennen, dass es eine Krankheit ist. Ich besprach mich. Selbstzweifel kamen auf. Selbstverzweiflung. Was habe ich als Vater falsch gemacht? Ihre Mutter Flavia und ich sind seit Jahren im Guten getrennt und für unsere Kinder in allen Belangen trotz der Trennung immer gemeinsam da. Ich nahm Leonie zu mir. Leonie und ich kochten. Wir sprachen. Sie nahm weiter ab. Flavia und ich suchten nach Hilfe. Leonie nahm weiter ab. Wir brachten sie ins Spital. Sie wurde zwangsernährt. Wir redeten auf sie ein. Wir schrien einander an. Wir weinten. Dann ging es leicht aufwärts mit ihrem Gewicht, mit ihr. Leonie kam nach Hause. Ein Hoffnungsschimmer. Der Schimmer verblasste im Nu. Es ging wieder abwärts mit ihrem Gewicht, mit ihr. Wieder Spital. Wieder künstliche Ernährung. Wieder Tränen. Wieder Wut. Es folgten Ernährungspläne. Therapie. Therapieverweigerung. Klinikaufenthalt. Verweigerung. Es war schlimmer als der schlimmste Albtraum.

In dieser Krankheit offenbart sich, wie groß der menschliche Wille sein kann. Es ist unvorstellbar für einen Außenstehenden, das Hungergefühl über so lange Zeit zu unterdrücken. Unvorstellbar, sich allem zu entziehen, nicht nur der Nahrung, sondern der Körperlichkeit, den Freunden, den Freuden, dem Leben – ein Selbstmord in Slow Motion. Unvorstellbar, wie groß das Leiden sein muss, sich gegen diese Stimme des Abmagerns nicht wehren zu können, sich gegen diesen Willen gegen die eigene Natur nicht auflehnen zu können. Dieser Abgrund, der sich da auftut. Was ist der Grund?

Wir kennen den Grund für Leonies Magersucht immer noch nicht wirklich; es sind eher mehrere Gründe, ein gefährliches Wirrwarr von unterschiedlichsten Dingen. Heute, Mitte 2012, geht es Leonie viel besser. Wie viel besser, weiß nur sie. Gesund is(s)t sie noch nicht. Noch immer sehe ich, wie sie täglich gegen die Magersucht ankämpfen muss. Aber sie kämpft ums Gesundwerden und nicht mehr wie vorher gegen das Leben. Es scheint, dass sie eine Strategie entwickeln konnte, die stärker ist als die Anorexie. Leonie ist jetzt stark genug, ihre Therapie selbst in die Hand zu nehmen. Und sie ist stark genug, darüber zu schreiben, in aller Offenheit und Öffentlichkeit.

Mein Beitrag hier ist klein. Wie auch mein Beitrag zur Genesung von Leonie nur ein kleiner sein konnte und sein kann. Nur so wenig für die betroffenen Eltern: Man fühlt sich machtlos, es herrscht pure Ohnmacht bei dieser Krankheit. Alles, was man seinem Kind schenken kann, ist seine ganze Liebe, Zeit und Geduld. Die Schwierigkeit liegt darin, sich trotzdem abzugrenzen, um zu funktionieren. Ich musste lernen, mich von der Krankheit Leonies nicht erpressen zu lassen, mir auch Zeit für ihre Zwillingsschwester zu nehmen, für meine Partnerin da zu sein, für meine alltäglichen Verpflichtungen und auch für mich selbst. Und: Schauen Sie genau hin. Genauer. Sprechen Sie ungesundes Essverhalten an. Nehmen Sie bei Unsicherheiten Hilfe in Anspruch, lieber früher als später.

Dieses Kapitel zu schreiben, fiel mir schwer. Sehr schwer. Aber das ist nichts. Wie schwer muss es für Leonie gewesen sein, ein ganzes Buch über ihre Magersucht zu schreiben.

Liebe Leonie, mit deinem Buch hilfst du dir selbst, mir und anderen. Ich bin stolz auf dich. Und ich glaube an dein Buch – mit einem Happy End für dich.

Dank

Mama, du bist die Person, die mir das Leben geschenkt und mich mehrmals gerettet hat. Du hast mich nie aufgegeben und mich mit deiner Liebe und Geduld versorgt. Kein anderer Mensch bringt in mein Leben so viel Sonnenschein wie du. Du bist ein wunderbarer Mensch.

Papa, du warst immer für mich da, besonders als ich dich am meisten gebraucht habe, hast du mich aufgefangen und mich nicht im Stich gelassen. Du warst und bist noch immer der Mensch, zu dem ich aufschaue. Ich bewundere deine Stärke, deinen Ehrgeiz – dich.

Manon, meine Liebe zu dir ist unbeschreiblich. Du hast mit mir gekämpft, mit mir gelitten und mit mir geweint. Aber noch mehr hast du mit mir gelacht. Du bist meine Seelenverwandte, meine beste Freundin, mein Engel auf Erden. Ein Geschenk.

Coco, mein bester kleiner Freund. Auch du hast mir das Leben gerettet und es mir in schweren Zeiten versüßt.

Danke an meine ganze Verwandtschaft und an alle Freunde und Arbeitskollegen, die mich in meinem Leben und in schweren Zeiten begleitet haben. Vielen Dank an diejenigen, die es mir ermöglicht haben, in die Welt der Fliegerei einzusteigen, insbesondere an meine Cabin-Crew-Chief. Es ist schön, euch zu haben.

Ein großes Danke an meine Lektorin Andrea Leuthold und meine Verlegerin Gabriella Baumann-von Arx, die mir zu meinem Traum vom eigenen Buch verholfen haben und es erst möglich machten.

Glossar

Anorexie – ist der medizinische Fachbegriff für Appetitlosigkeit, wird im Volksmund aber oft auch synonym für Anorexia nervosa verwendet.

Anorexia nervosa – auch Anorexia mentalis oder Magersucht genannt – ist eine psychische Störung aus dem Bereich der seelisch bedingten Essstörungen. Anorexia nervosa ist nicht gleichbedeutend mit dem Begriff Anorexie, welcher lediglich allgemein eine Appetitlosigkeit beschreibt, egal welcher Ursache.

BMI (Body-Mass-Index) ist eine Maßzahl für die Bewertung des Körpergewichts eines Menschen in Relation zu seiner Körpergröße. Sie wurde 1870 von Adolphe Quetelet entwickelt. Sie wird aus dem Gewicht, dividiert durch die Körpergröße in Meter im Quadrat, berechnet.

Bulimie, auch Essbrechsucht genannt, gehört wie die Magersucht oder Esssucht zu den Essstörungen. Bulimie-Betroffene sind meist normalgewichtig, können aber auch unter- oder übergewichtig sein. Das typische Merkmal sind Heißhungerattacken, nach denen sogenannte gegenregulatorische Maßnahmen ergriffen werden, um eine Gewichtszunahme zu vermeiden: Hierzu zählen selbstinduziertes Erbrechen, Hungern, extreme Diäten, exzessiver Sport, der Missbrauch von Laxanzien (Abführ-) und Brechmitteln.

Ensure ist die Markenbezeichnung einer Flüssignahrung. Ein 300-Kalorien-Drink versorgt den Körper mit allem, was er braucht, und soll das Aufbauen von Gewicht erleichtern. Er wird speziell für Personen mit Kauproblemen, Mangelerscheinungen oder Unterernährung hergestellt, wird aber auch von Sportlern verwendet.

Magensonde, so bezeichnet man in der Medizin einen Schlauch, der durch Mund oder Nase entlang des natürlichen oberen Verdauungsweges, also durch Rachen und Speiseröhre, zum Magen vorgeschoben wird, um Patienten künstlich zu ernähren, wenn diese nicht selber essen können (nach Kieferoperationen beispielsweise) oder wollen (Hungerstreik oder Magersucht).

Quelle: Wikipedia

Hilfe für Betroffene

Die Arbeitsgemeinschaft Ess-Störungen AES bietet Unterstützung bei allen Fragen zum Thema Essstörungen. Das Angebot reicht von der Adressenvermittlung sämtlicher Anlaufstellen über Informationen sowie Beratungen für Betroffene, Angehörige, PartnerInnen, Lehrpersonen, ArbeitgeberInnen und Fragebogen zur Selbsteinschätzung bis hin zur Vermittlung von Therapien und Präventionsangeboten.

Die Beratungen erfolgen wahlweise per E-Mail, Telefon oder vor Ort.

Alle für die Schweiz relevanten Adressen, die Hilfe anbieten, können mit wenigen Klicks auf der Website der AES gefunden werden.

Arbeitsgemeinschaft Ess-Störungen AES
Feldeggstraße 69
8008 Zürich
+41 (0)43 488 63 73
www.aes.ch
beratung@aes.ch

Hilfe gibt es auch unter:
www.netzwerk-essstoerungen.ch

Für Deutschland und Österreich empfehlen sich folgende Links:

www.bzga-essstoerungen.de
www.netzwerk-essstoerungen.at